DIRTY TRICKS

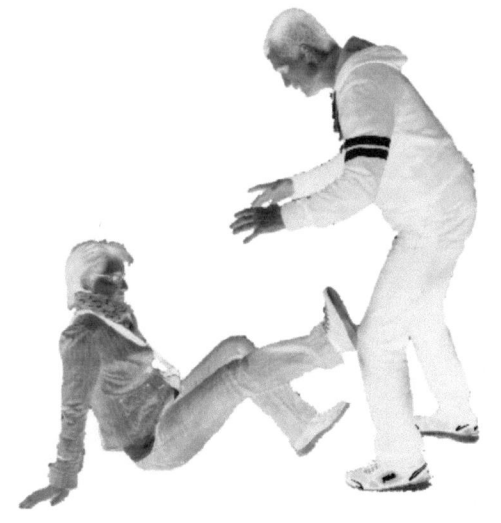

…es zählt nur die Effektivität!

EINE ALTE WEISHEIT BESAGT

„Wer sich wissentlich in Gefahr begibt, kommt darin um!"

EMERGENCY HELP - NOTWEHR
DIRTY TRICKS
Teil I

Die „Erste Hilfe" in der Verteidigung

Die Übergriffe haben in den letzten Jahren massiv zugenommen. Die innere Sicherheit bekommt diesen Tatbestand nicht mehr in den Griff. Nun ist jeder Einzelne in der Pflicht, sich und seine Familie zu schützen.

Damit Verteidigungswissen - und Elemente ein „gespeichertes „Know How" (gewusst wie) werden, sollte sich jeder mit dieser Thematik intensiver beschäftigen.

Um diese zu fördern, wurde dieser Teil der **EMERGENCY HELP - NOTWEHR** Reihe in ein handlicheres Format umgestaltet.

Dieses Taschenbuch, **klein und handlich**, passt somit in jede Tasche und wird somit:

Der ideale „Begleiter" für unterwegs

3 wichtige Regeln:

„Verlasse Dich auf Andere und Du bist verlassen!"

„Halte immer einen respektvollen Abstand!"

„Beobachte deinen „Gegenüber!"

INHALTSVERZEICHNIS

*Erweiterung

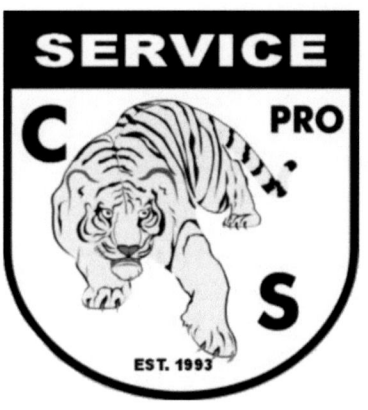

www.cs-pro-service.de

Wolfgang Meyer (Jahrgang 1961) wurde im Zeitraum 1990/91 in der *Army Special Forces Self-Defense* (**1st Part of Wartechnique**) von Mike A. Martinez, ehemalige Leibwächter vom Ex-Staatspräsidenten Kubas: Fidel Castro, ausgebildet.

Aufgrund dieser fundierten Ausbildung hat Wolfgang Meyer eigenen Verteidigungssysteme entwickelt, die speziell den Bedürfnissen *untrainierter* Personen angepasst wurden.

Unkompliziert, schnell erlernbar, sofort umsetztbar und effektiv in der Anwendung, so lautet das Motto seiner **DIRTY TRICKS**. Eine körperliche Fitness ist nicht notwendig.

Die **EMERGENCY HELP - NOTWEHR (DIRTY TRICKS)** ist eine optimale Selbstverteidigung, speziell für untrainierte Zielgruppen. Die Kombination **VITAL-POINT-DEFENSE** (Schmerzpunkt - Verteidigung) und **DIRTY TRICKS** (dreckige „fiese" Tricks) ist, aufgrund der einfachen Umsetzung und Effektivität, ideal für diese Zielgruppe: **Frauen**

Der Autor beruft sich auf seine Ausbildungserfahrung von zahlreichen Selbstschutzausbildungen für Frauen. Informationen aus Gesprächen, während seiner Lehrgänge, gaben und geben ihm das nötige „Know How", um seine **SV-Systeme** zielorientierter zu gestalten und ggf. zu verbessern.

1 Qualifikationen des Autor

Trainer / Ausbilder:

Kampfsport
A. F. KICKBOXING* (Kick-Thaiboxen)
CS_DELTA FIGHT (Stand-Boden-Mixkampf)

Funktionelle Fitness
CROSS-TRAINING
ULTIMATE-COMBAT-FITNESS*

Selbstverteidigung + Nahkampf
Emergency Help - NOTWEHR*

- DIRTY TRICKS
- ULTIMA RATIO

Emergency Service of Defense (E.S.O.D.)*
(Sicherheitstraining speziell für Militär)
sowie:
Trainingsplanung- und
Sicherheitsberatung

Self-Discovery (Workshops)*
Persönlichkeitstraining
Grenzwerttraining

* entwickelt von W. Meyer

40 Jahre aktiver Kampfsportler
25 Jahre Ausbilder Kampfsport u. Verteidigung
5th Masterlevel A. F. Kickboxing (CS-PRO)

Ausgebildet
Im Kampfsportsystem:
Classic American Fullcontact

und militärischem Nahkampfsystem:
Army Special Forces Self-Defense

ausgebildet im
Groundfight: „Basics" Bodenkampf

Inhaber:
CS-PRO SERVICE EST.1993

powered

FIGHTERSCLUB 2011
FIGHTCAMP

Für Fragen und Anregungen: ausbildung-cs@web.de

Website: www.cs-pro-service.de

Idee, Entwurf, Text, Bilder, Logos, Illustrationen und Covergestaltung:

Wolfgang Meyer

Für Verbesserungsvorschläge und Hinweise auf Fehler ist der Autor stets dankbar.

EMERGENCY HELP - NOTWEHR Teil I - DIRTY TRICKS
© 11.2017 (3. überarbeitete Auflage)

Autor: Wolfgang Meyer

Herstellung und Verlag: BoD - Books on Demand, Norderstedt

ISBN: 9783746029214

Weitere Bücher vom Autor:

A. F. KICKBOXING - Basics -
© 03.2017 (3. überarbeitete Auflage)

EMERGENCY HELP - NOTWEHR TEIL II - ULTIMA RATIO
© 10.2016 (1. Auflage)

EMERGENCY HELP - NOTWEHR TEIL III - Der „transparente Angreifer
© 08.2017 (1. Auflage)

Bibliografische Informationen der Deutschen Nationalbibliothek: Die Deutsche National-bibliothek verzeichnet diese Publikation in der Deutschen Nationalbibliografie, detaillierte bibliografische Daten sind im Internet über http://dnb.dnb.de abrufbar.

Die Verteidigungselemente, wie in diesem Buch beschrieben, stammt aus einem militärischem Nahkampfsystem. Die Nothilfemaßnahmen haben einen rein defensiven Charakter und zeichnen sich durch folgende Eigenschaften aus:

**schnelles Erlernen, sofortiges Umsetzen und
extreme Effektivität in der Anwendung**

Die vorgestellte und beschriebene Nothilfe sollte nicht zum Spaß praktiziert werden. Bei unsachgemäßer Anwendung können schwerste körperliche Schäden auftreten. Im Falle einer Notwehr / Nothilfe müssen, nach §32 des Notwehrgesetzes (Seite 15 - 17), die Verhältnismäßigkeiten der Mittel eingehalten werden. Bei Missachtung können juristische Probleme für den Anwender entstehen. Aufgrund der zahlreichen Fotos, Illustrationen und der detaillierten Beschreibungen, ist dieses Handbuch gut zum Selbststudium geeignet. Die durch Bildfolgen und Illustrationen beschriebenen Verteidigungstechniken, und die damit in Verbindung stehenden **Relevanten Schmerzpunkte (RSP)**, sollten während des Trainings nur angedeutet werden. Schon eine einmalige Anwendung kann gesundheitliche Probleme hervorrufen.

Es werden keinerlei Haftung bei unsachgemäßer Anwendung der Selbstschutztechniken übernommen. Ein Anspruch auf Schadensersatz bzw. Rentenansprüche ist ausgeschlossen. Eine Weitergabe dieses Buches bzw. Inhalte an Personen unter 14 Jahre ist nicht zu empfehlen. Die beschriebenen Auswirkungen der **Relevanten-Schmerzpunkte RSP** sind von Mensch zu Mensch unterschiedlich. Sie können sich von *keine Reaktion* bis hin zur *extremen Reaktion* erstrecken. Eine Garantie über die Wirkungen kann nicht gegeben werden.

Merke: Bestimmte Schmerzpunkte sind schon aus eigenen Erfahrungen des täglichen Lebens bekannt.

Der Autor

„Der Täter kennt keine Gnade!"

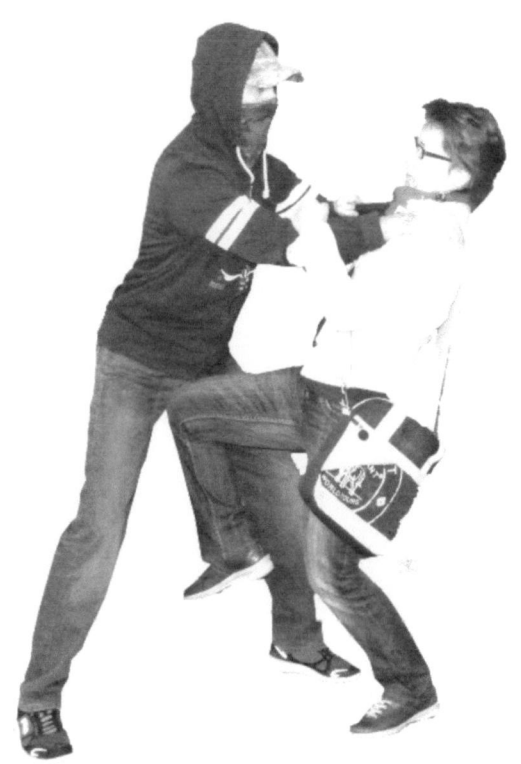

Verteidige Dich so effektiv wie nur möglich!

RECHTSBELEHRUNG 4

GRUNDRECHT DES BÜRGERS DER BRD

http://de.wikipedia.org/wiki/Grundrecht

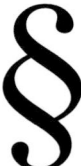

Die Freiheit der Person ist in Deutschland ein Grundrecht gemäß Art. 2 Abs. 2 Satz 2 und Art. 104 Grundgesetz und bezeichnet die körperliche Bewegungsfreiheit. Die Freiheit der Person ist ein eigenes Grundrecht und grenzt sich zum allgemeinen Persönlichkeitsrecht nach Art. 2 Abs. 1 GG i.V.m. Art. 1 Abs. 1 GG ab. Inhalt und Schutzbereich sind das Recht jedes Menschen, jeden zulässigen Ort seiner Wahl zu betreten, dort zu verbleiben und diesen zu verlassen, ohne durch die Staatsgewalt hieran behindert zu werden (körperliche Bewegungsfreiheit). Dieses Abwehrrecht des Menschen steht in der Tradition des aus England stammenden „Habeas Corpus" und hat den Sinn, vor willkürlichen Freiheitseingriffen durch die Staatsgewalt geschützt zu sein.

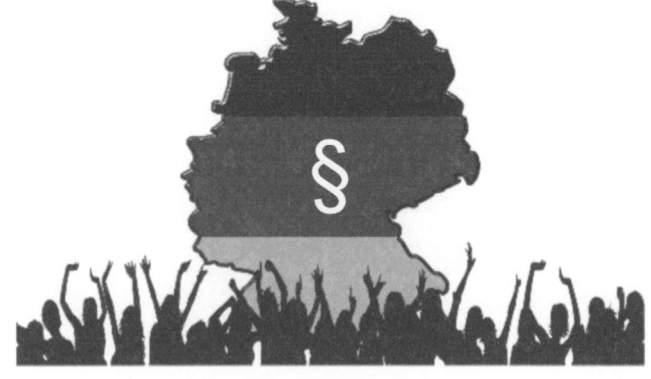

IHR RECHT IN DER VERTEIDIGUNG

- ALLGEMEINE VERSION -

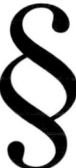

Notwehr ist ein Begriff der Rechtssprache und bezeichnet – ungeachtet bestimmter konzeptioneller Unterschiede in den einzelnen Rechtsordnungen – die strafrechtliche und zivilrechtliche Unbedenklichkeit von schädigenden Handlungen, wenn sie zur Abwehr eines Angriffs erfolgen und gegen den Angreifer beziehungsweise einen Dritten gerichtet sind.

Das Notwehrrecht leitet sich von alters her ab aus dem römisch-en Rechtsgrundsatz - *Vim vi repellere licet* [1] - (lat., dt. Gewalt darf mit Gewalt erwidert werden). Im modernen Sprachgebrauch wird oft die Grundsatzformel „Das Recht braucht dem Unrecht nicht zu weichen" (auch Rechtsbewährungsprinzip genannt) gebraucht. Damit soll einerseits das Notwehrrecht überhaupt begründet werden. Es ist aber auch bereits ein erster Grundsatz festgehalten: Es ist einem Angegriffenen grundsätzlich gestattet, sich mit Gewalt zu wehren, auch wenn ihm eine Flucht als „mildestes Mittel" der „Notwehr" möglich wäre; er kann sich also wehren und braucht nicht zu weichen.

Notwehr- bzw. Verteidigungshandlung
Um von einer Notwehrhandlung sprechen zu können, muss sie zur Verteidigung überhaupt erst einmal geeignet sein.
Daneben darf die Notwehr sich nur gegen den Angreifer richten. Werden andere in die Notwehrhandlung einbezogen, so kommen lediglich andere Rechtfertigungs- oder Entschuldigungsgründe (z. B. Notstand) in Betracht.

- JURISTISCHE VERSION -

http://de.wikipedia.org/wiki/Notwehr

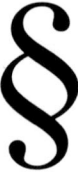

NOTWEHR §32

(1) Wer eine Tat begeht, die durch Notwehr geboten ist,
handelt nicht rechtswidrig.

(2) Notwehr ist die Verteidigung, die erforderlich ist,
um einen gegenwärtigen rechtswidrigen Angriff von sich
oder einer anderen Person abzuwenden.

NOTWEHR §33

Überschreitet das Opfer die Grenzen der Notwehr aus Verwirrung, Furcht oder Schrecken, so wird es nicht bestraft.

Es gilt immer der Grundsatz:

**Einsatz der Mittel zur Verteidigung,
müssen im Verhältnis zum Angriff stehen.**

(Ergänzende Paragraphen: §34 Rechtswidriger Notstand bzw.

§35 Entschuldigter Notstand)

IHR RECHT IN DER VERTEIDIGUNG

- VEREINFACHTE VERSION -

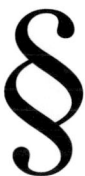

Grundrecht:

Die Freiheit der Person ist unverletzlich.
Daraus folgt, das Recht auf Leben und körperliche
Unversehrtheit!

Notwehr:

Notwehr ist diejeneige Verteidigung,
welche erforderlich ist, um einen gegenwärtigen Angriff
von sich oder einer anderen Person abzuwenden.

Wichtig:
nur unter Berücksichtigung der
Verhältnismäßigkeiten der Mittel!*

*"Nicht mit Kanonen auf Spatzen schiessen!"
Überschreitende Mittel können juristische Konsequenzen haben!

VERHALTEN HELFER 5

VERHALTEN WÄHREND EINER GEFÄHRDUNGS-/ BEDROHUNGSSITUATION

HANDLUNGSSTRATEGIEN:

HELFER

Nicht wegschauen

Solidarität zeigen

Nicht den Helden spielen

Hilfe holen / anfordern

Öffentlichkeit erzeugen

Einzelheiten merken

Strafttat anzeigen

VERHALTEN OPFER 6

**VERHALTEN INNERHALB EINER
GEFÄHRDUNGS-/ BEDROHUNGSSITUATION**

<u>**HANDLUNGSSTRATEGIEN:**</u>

OPFER

- Weiche bekannten Tätern aus
- Suche die Öffentlichkeit
- Sachlich bleiben
- Einzelheiten merken
- Die Tat anzeigen, egal wie harmlos
- Trete selbstbewusst auf
- Spiel nicht den Helden
- Öffentlichkeit erzeugen

ÖFFENTLICHKEIT
(Hilfe vorhanden)

Angriff auf die eigene / andere Person
Ort: Menschenmenge (z. B. Bushaltestelle)

Fazit: Hilfe anderer Personen anfordern

Handlung des Verteidigers / Helfers:
Fremde Personen ins Geschehen einbeziehen. Zeugen direkt anspre-
chen. Mit Finger auf die / den vermeintlichen Helfer zeigen und verbal
auf die Gefährdungssituation aufmerksam machen.

Bei Untätigkeit mit juristischer Konsequenz drohen. Wenn möglich
Fotos von dieser Person bzw. diesen Personen mit einem Handy /
Fotoapparat machen.

Härtegrad der Verteidigung:
Muss minimal sein!
...und im Rahmen der Verhältnismäßigkeiten
der Mittel sein!

KEINE ÖFFENTLICHKEIT
(keine Hilfe vorhanden)

Angriff auf die eigene / andere Person
Ort: Wald / öffentliche WC / Fahrstuhl etc.

Fazit: Keine Hilfe anderer Personen

Handlung des Verteidigers / Helfers:
Es besteht keine Möglichkeit, eine oder mehrere Personen in das Geschehen mit einzubeziehen.

Härtegrad der Verteidigung:
Muss maximal sein!
Da keine Hilfe in Sicht ist, muss der Angreifer, so schnell und effektiv wie nur möglich, kampfunfähig gemacht werden.

ABSTAND UND POSITION ZUM ANGREIFER

Der optimale Abstand!

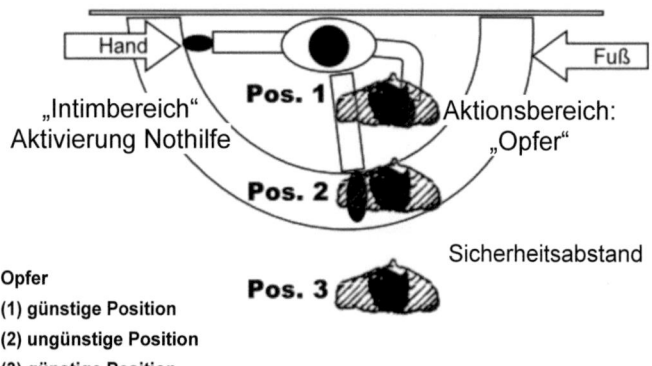

Opfer
(1) günstige Position
(2) ungünstige Position
(3) günstige Position

(1) Das Opfer befindet sich in einer Position, in der geringe Energien für Schläge bzw. Fußtritte seitens des Angreifers aufgebaut werden können.

(2) Das Opfer befindet sich in einer Position, in der große Energien für Schläge bzw. Fußtritte seitens des Angreifers aufgebaut werden können.

(3) Das Opfer befindet sich ausserhalb des Aktionsradius für Faustschläge und Fußtritte.

ABSTAND UND POSITION ZUM ANGREIFER

Der sichere Stand!

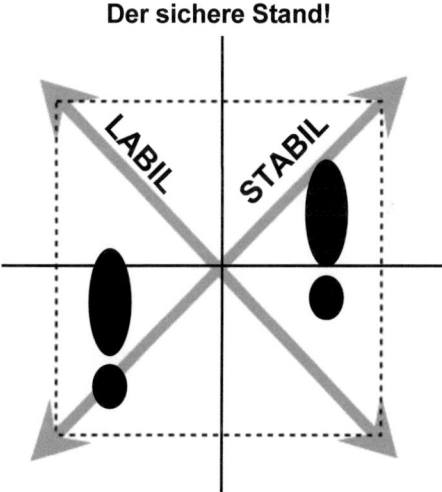

Befinden sich die Füße des Verteidigers in dieser abgebildeteten Position, hat er den optimalen und sicheren Stand gewählt.

Diese Konstellation lässt es zu, kurze seitliche, rückwärts- oder vorwärtsgerichtete Ausweichbewegungen einzuleiten, ohne die Balance zu verlieren.

Eine Standposition, die in Kampfsportarten, wie Boxen, Kick-Thaiboxen, Karate (sehr tiefer Stand!) etc. genutzt wird.

PHYSIOLOGIE 7

GRUNDLAGEN FÜR DIE SELBSTVERTEIDIGUNG

Frenzy - von Alfred Hitchcock *- ein Spielfilm,*

(Trailer) https://www.youtube.com/watch?v=Rg6RK-mVsSk)

der das Treiben eines Serienkillers, und dessen gestörtes Verhältnis zu Frauen, beschreibt. Während der „Tötungssequenzen", Serienmörder erwürgt seine Opfer, strecken diese schon nach ein paar Sekunden ihre Zunge aus dem Hals - Fazit: das Opfer ist tot!

Zweites Beispiel: ***Das indische Tuch - von Edgar Wallace***

(Trailer) https://www.youtube.com/watch?v=u83CfBVsN6g)

die Opfer gaben, nachdem sie das besagte Tuch um den Hals gewickelt bekommen haben, nach kurzer Zeit (vielleicht 5 Sekunden) den „Löffel" ab.
>Wenn man berücksichtigt, dass Filmminuten und Schauspieler viel Geld kosten und die Zuschauer nicht mit einem „ellenlangen" Todeskampf gelangweilt werden sollen, dann machen diese „kurze Sequenzen" Sinn.<

Die Realität sieht ein wenig anders aus. Unter der Berücksichtigung, daß sich das „Opter" auch noch wehrt, wird ein langer Weg bis hin zum „Ende" beschritten. Dieser Weg kann bis zu 3 min (..und länger!)* dauern. Ist die Verteidigung effektiv, wird dieses „Ende" nie erreicht! …übrigens ist dass das Ziel meines SV-Systems.

*Historisches Ereignis: Während einer Vollstreckung eines Todesurteils durch den Strang, wurde das Ableben des Verurteilten erst nach ca. 10min festgestellt!

GRUNDLAGEN FÜR DIE SELBSTVERTEIDIGUNG II

Die Ohnmachtsphase* (Aus Sicht eines Gewaltopfers, der einzige Blickwinkel) Diese Phase ist eine Schutzmaßnahme des **Vegetativen Nervensystems (VN)****.

**** http://de.wikipedia.org/wiki/Vegetatives_Nervensystem**

Dieses VN-System kann nicht zwischen Gewalt und Unfall unterscheiden. Findet ein massiver Stopp des Sauerstoffs-/ Blutkreislauf statt, also eine totale Blockade, schaltet das VN-System auf „Notstrom" um und der Proband fällt in sich zusammen. Wir sprechen dann von einer Ohnmacht. Wenn die verkrampften Muskeln entspannen und der Blutfluss bzw. Luftstrom wieder seinen gewohnten Weg geht, wird die Ohnmacht beendet. Der Proband kommt wieder zu Bewusstsein und die Feinmotorik des Körpers beginnt wieder zu arbeiten. Findet nun eine Sauerstoffunterbrechung durch Gewalteinwirkung / Würgen (wir sprechen vom Stressfall) statt, werden innerhalb eines Zeitfensters von ca. 20 bis 30 sec die „Lichter" des Probanden ausgehen. D. h. er fällt in Ohnmacht. Die Körperfunktionen sind neutralisiert, nicht aber die Lebensfunktionen. Wird die Luftzufuhr weiterhin komplett blockiert, werden biochemische Prozesse im Körper angestoßen. Diese Todeskampfzeichen äußern sich in Form von: Zittern der Arme und Beine, Harn tritt aus und dem Heraushängen der Zunge aus dem Hals. Dieser Prozess dauert ca. 3 min und länger - abhängig von der Konstitution des Opfers. (siehe Historischer Fall).

Ein Herauszögern der Ohnmachtphase kann dem Opfer nützliche Zeit und damit die Möglichkeit einer effektiven Verteidigung bescheren.
Es gibt viele Ursachen einer Ohnmacht. Hier wird nur auf die Möglichkeit eingegangen, die als Auswirkung einer „Würgeattacke" eintreten kann. Umfangreiche Erklärungen können unter:

http://de.wikipedia.org/wiki/Ohnmacht eingesehen werden.

GRUNDLAGEN FÜR DIE SELBSTVERTEIDIGUNG III

Energiesatz: $e = m \times v^2 \times \frac{1}{2}$
(e: kinetische Energie m: Masse v: Geschwindigkeit)
Weitere Infos: http://de.wikipedia.org/wiki/Kinetische_Energie

Aus diesem Energiesatz folgt:

Je schneller eine Aktion (z. B. Schlag- / Stoßtechnik) durchgeführt wird, desto effektiver ist die Energie, die im Relevanten-Schmerzpunkt RSP (Seite 42 bis 53), umgesetzt wird.

Um diese Umsetzung einer Bewegung (Schlag, Stoß, Tritt) zu maximieren, sollte der Aktive, mit der Bewegung die Luft aus dem Körper pressen. In traditionellen Kampfsportarten wie z. B. Karate, Teakwon-Do wird diese Methode über den soge- nannten Kampfschrei praktiziert. Er dient ebenfalls dazu, den Gegner einzuschüchtern.

Diese Aspekte können sehr gut in eine Selbstverteidigung einge- bunden werden und sind damit sehr nützlich, um Abwehrmaßnahmen zu maximieren.

Info:
Da aber nicht vorausgesetzt werden kann, das jedes „Opfer" Schlag- techniken beherrscht, ist das mit der Geschwindigkeit so eine Sache! Hält man aber die Auftreffflächen so gering wie nur möglich, ist der Faktor Geschwindigkeit nicht mehr so ausschlaggebend! Unter dem Abschnitt - Nothilfetools - werden Hilfsmittel, für eben diesen Zweck, beschrieben.

PSYCHOLOGIE 8

GRUNDLAGEN FÜR DIE SELBSTVERTEIDIGUNG IV

Verhaltensregeln:
Hinauszögerung „Ohnmachtsphase"

- **Keine Panik** (Panik verbraucht viel Energie - Sauerstoff)
- **Wenig bewegen** (Bewegung bedeutet: hoher Sauerstoffverbrauch)
- **Nicht schreien** (es wird Sauerstoff aus dem Körper getrieben)

Verhaltensregeln:
Während des „Übergriffes"

- **Keine Panik** (Panik verringert Konzentrationsvermögen)
- **Wünsche des Täters nachkommen** (Zum Schein darauf eingehen, um Zeit zu schinden)
- **Schwangerschaft vortäuschen** (evtl. Respekt des Täters vor ungeborenem Lebens)
- **Krankheit vortäuschen** (Täter lässt ab bei evtl. Vergewaltigungsversuch)
- **Sich dem Täter „anbieten"** (Irretieren des Täters / ins offene „Messer" laufen lassen)
- **Ohnmacht vortäuschen** („Verwirrung" des Täters)

Information:

Aus Sicht der Psychologie ist ein ruhiges und selbstsicheres Auftreten des Opfers eine unkalkulierbare Handlungsweise. Das Opfer kann mit der Strategie: dem Täter *nicht die gewünschte Reaktion zeigen,* diesen stark verwirren und dadurch ein vorteilhaftes Zeitfenster öffnen bzw. einen „Überraschungsschlag" ausführen.

GRUNDLAGEN FÜR DIE SELBSTVERTEIDIGUNG V

„Um seinen Gegner zu schlagen, muss man ihn verstehen!"

Nach diesem Verfahren arbeiten Sportler, Politiker, Polizei, Militärs etc. und...auch Du!

Merke: „Versetze Dich in die Lage eines Täters und Du bist ihm immer einen Schritt voraus!"

Mit meinem beliebten Beispiels „Tiefgarage" gebe ich ein Beispiel:

Tiefgarage I: - Zielperson ist nicht vorbereitet -
Eine unvorbereitete „Zielperson" geht in eine Tiefgarage. Gedanken überall, aber nicht hier und jetzt. Durch einen überraschenden Angriff eines Täters ist die Zielperson überfordert und „knickt" ein. Zur Gegenmaßnahme nicht in der Lage, Täter und Tasche mit Wertsachen sind innerhalb kurzer Zeit über alle Berge. Im schlimmsten Fall würde die Zielperson bewegungsunfähig gemacht und damit zum Objekt der Begierde!

Tiefgarage II: - Zielperson ist vorbereitet -
Die Zielperson weiß, dass diese Örtlichkeit ein Gefahrenort sein kann. Sie nimmt ihre Autoschlüssel zwischen ihre Finger und hat ihre „Pfefferdose" in der Hand. Sie wird diesen Bereich so betreten, dass nicht einsehbare Bereiche großräumig umgangen werden (so weit möglich). Ihre Sinne sind auf **Alarmstufe ROT**. Tritt diese Zielperson ein Täter gegenüber, hat dieser eine harte Nuss zu knacken. Das Überraschungsmoment ist nicht mehr vorhanden und die Zielperson hat sich schon zu Beginn gut „aufgerüstet". Eine Umorientierung des Täters ist wahrscheinlich.

GRUNDLAGEN FÜR DIE SELBSTVERTEIDIGUNG VI

„Zeige dem Täter nicht die erwartete Reaktion"

Aus psychologischer Sicht, ist ein ruhiges Verhalten der Zielperson für den Täter eine unkalkulierbare Situation. Der Täter hat eine Erwartungshaltung. Wird diese nicht erfüllt, wird sein Konzept gestört und er muss improvisieren. Diese neue Situation kann dem „Opfer" neue Möglichkeiten zur effektiven Verteidigung eröffnen und den Täter „kalt erwischen"! Im günstigsten Fall orientiert sich der Täter um und lässt ab von der Zielperson.

Eine weitere Variante zur Destabilisierung des Täterkonzeptes ist das „Anbieten". Diese Möglichkeit ist aber mehr dem weiblichen Geschlecht vorenthalten. Ist diese Zielgruppe im Fokus des Täters, kann sie wie folgt vorgehen:

Bei Übergriffen sexueller Art, kann das „Opfer" dem Täter Bereitschaft vorspielen. Damit könnte dem Täter, der mit hoher Wahrscheinlichkeit auf Schreien und körperliche Gegenwehr fixiert ist, die Lust auf sein Vorhaben genommen werden. Anderenfalls bindet sich der Täter am Opfer, wenn er z. B. die Brüste seines „Lustobjektes" in den Händen hält. Da er nur zwei Hände hat, kann das „Opfer" gezielte Gegenmassnahmen* einleiten. Auch die Aufforderung zum Küssen wird den Täter in eine optimale Position zwingen, um seitens des Opfers eine effektive Gegenwehr einzuleiten.

Zur Durchführung, der obigen Varianten zur Destabilisierung des Täterkonzepts, ist eine ruhige und durchdachte Handlungsweise Voraussetzung.

Hinweis:
Auf Seite 121 „Vortäuschung falscher Tatsachen" **PSYCHO TRICKS**, werden weitere Möglichkeiten zur Täuschung des Angreifers anhand von Beispielen aufgeführt.

WAFFEN AM EIGENEN KÖRPER 9

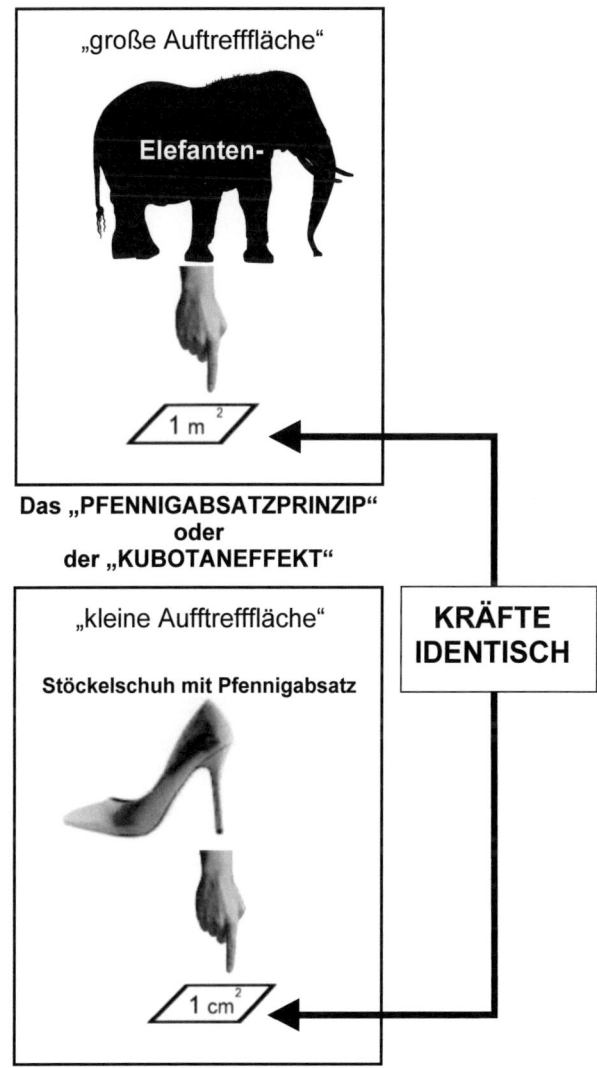

„große Auftrefffläche"

Elefanten-

1 m²

Das „PFENNIGABSATZPRINZIP"
oder
der „KUBOTANEFFEKT"

„kleine Aufftrefffläche"

Stöckelschuh mit Pfennigabsatz

1 cm²

KRÄFTE
IDENTISCH

„Je kleiner die Auftrefffläche,
desto geringer ist die aufzuwendende Kraft!"

GRUNDLAGEN FÜR DIE SELBSTVERTEIDIGUNG VI

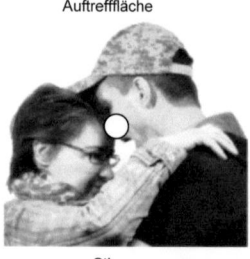

Auftrefffläche

Stirn

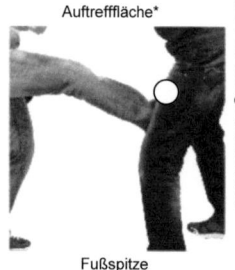

Auftrefffläche*

Fußspitze

*ACHTUNG:
Ein Fußtritt ist abhängig von der Distanz zum Angreifer. Es besteht die Gefahr, dass der Fuß festgehalten wird!

STIRN / HINTERKOPF **FUSS* / KNIE**

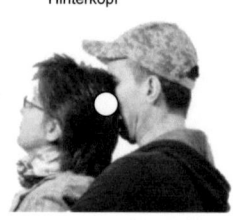

Hinterkopf

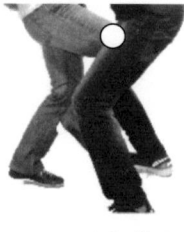

Knie

Auftrefffläche

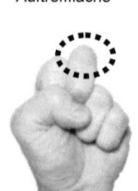

Auftrefffläche

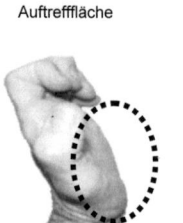

Auftrefffläche

Handkante+Daumen

Mittelfinger (MF)

Handballen

HAMMERSCHLAG **„PHÖNIX"** **HANDBALLENSTOSS**

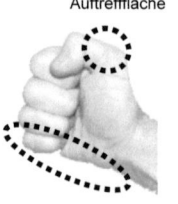

Auftrefffläche

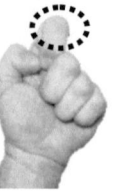

Auftrefffläche

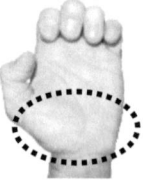

Auftrefffläche

BESCHREIBUNG

Der „**Hammerschlag**" ist, von der Gestaltung der Hand, die einfachste Variante. Die Hand wird zur Faust geschlossen und der Unterarm wie ein Hammerstiel betrachtet. Oder als zweite Variante wird die flache Hand mit der Handkante und der Unterarm wie ein Hammerstiel betrachtet. Bewegt sich der Unterarm und Faust / Handkante von oben nach unten, ist die Bewegung vergleichbar mit einem „Hammerschlag".

(Bevorzugte Trefferziele sind: Nase, Kinnspitze, Schläfe)*

Der „**Phönix**" wird entweder mit a) vorgeschobenen Mittelfinger (original Position) oder b) der vorgeschobene Zeigefinger (vereinfachter Phönix) genutzt. Die stumpfen und minimalen Auftreffflächen können nach dem „Pfennigabsatzprinzip bzw. Kubotaneffekt" Schmerzpunkte am menschlichen Körper (S-Punkte) mit minimaler Druck -/ Schlag- / Reibkraft reizen. Die Auswirkungen sind sehr unterschiedlich. Sie können in Form von Schmerzen, Kurzatmigkeit, Sehstörung bishin zur Bewusstlosigkeit auftreten.

(Bevorzugte Trefferziele sind: Augapfel, Schlüsselbein, Hals , Handrücken)*

Eine alte Regel der Traditionellen Chinesischen Medizin (TCM) besagt, dass eine Unterbrechung der Reihenfolge des Erschaffungszyklus einen Zerstörungszyklus erzeugt. Bedeutet, der Einsatz des gekrümmten Mittelfingers kann eine größere Wirkung haben, als der gekrümmte Zeigefinge bei identischem Schmerzpunkt.

Beim **Handballenstoß**, die ersten zwei Fingerglieder der Hand werden eingebogen, wird der vorgeschobenen Handballen (siehe Kreis / Seite 36 - Abb. Handballenstoß) als Trefffläche genutzt. Bei dieser Handposition besteht ein geringes Risiko der Eigenverletzung

(Bevorzugte Trefferziele: Kinnspitze, Brustbein, Nase)*

*genauere Beschreibung siehe - Relevante Schmerzpunkte - (Seite 42)

BESCHREIBUNG

Die **Stirn** / der **Hinterkopf** sind einer der effektivsten „Waffen" am eigenen Körper. Sie sind sehr wirksam zur Abwehr von frontalen und rückwärtigen Angriffen im Nahbereich. Bei Klammerungen von vorne bzw. von hinten, der Täter hat seine beiden Arme / Hände im Einsatz, hat das Opfer die Möglichkeit mit „Kopfarbeit" den Angriff zu kontrollieren. Die „Materialstärke" der Stirn beträgt ca. 10 mm und die des Hinterkopfes ca. 8 mm. Massgebend für die Stabilität ist aber die Form des Kopfes. Die Wölbung gibt dem Kopf die hohe Festigkeit. Aber Vorsicht, ein Stoß mit dem Hinterkopf auf die Stirn des Angreifers, kann für den Verteidiger böse enden. Denn eine Erschütterung des Hinterkopfes hat große Auswirkungen. Das Stammhirn / vegetative Nervensystem befindet sich genau dort. Ein harter Schlag / Stoß u. a. auf die Stirn vom Angreifer oder z. B. gegen eine Wand, wird eine Desorientierung, Disbalance, bis hin zur Ohnmacht des Verteidigers, hervorrufen.

Bevorzugte Trefferziele: Nase, Kinnspitze, Brustbein

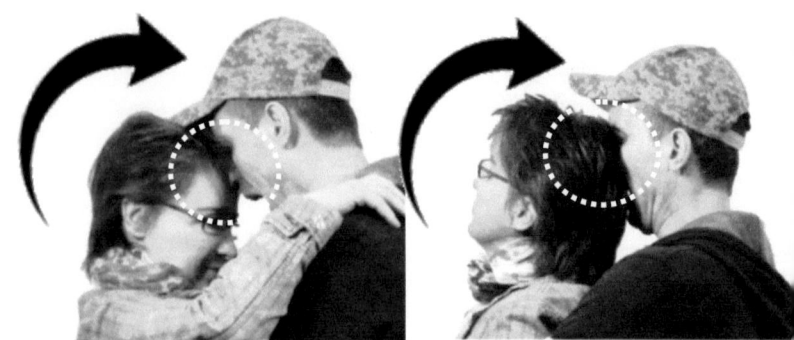

BESCHREIBUNG

Der **Fußtritt** mit der *Fußspitze oder dem* **Fußhacken*** ist abhängig vom Schuhwerk. Ist entsprechendes Schuhwerk <u>nicht</u> vorhanden, besteht die Gefahr (bei Tritt mit der Fußspitze) eines Bruches der Zehen.

Bevorzugte Trefferziele: Schienbein, Fußspann, Wade, Knie oder Genitalien

Das **Knie** ist im Nahkampf / Nahbereich sehr gut für den RS - Punkt - Genitalien (GT) - geeignet. Ebenfalls ein guter Schmerzpunkt ist das Knie RSP - (KVH), Brustbein RSP - (BB) oder die Kinnspitze RSP - (KS) des Angreifers. Die letzten beiden Punkte sind abhängig von der Position des Angreifers!

Bevorzugte Trefferziele: Genitalien, Knie, Brustbein, Kinnspitze. Genauerere Beschreibung - siehe RSP - Relevante Schmerzpunkte (Seite 45)

§ ACHTUNG §

Eine Gegenwehr, die nicht im Verhältnis zum Angriff steht, kann rechtliche Konsequenzen haben!

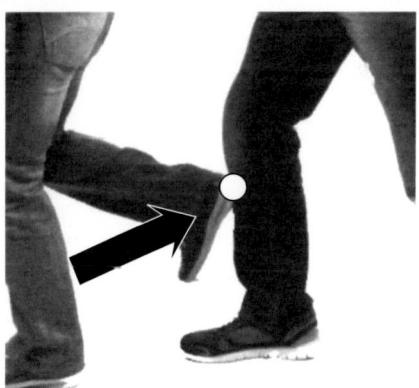

*Abwehr mit Fußhaken

RELEVANTE SCHMERZPUNKTE 10

BESCHREIBUNG

RSP - (H)

Ergreifen der Haare. Günstigster Bereich: Hinterkopf

Auswirkung: Durch den auftretenden Schmerz zieht der Angreifer den Kopf in den Nacken. Körper geht evtl. in Hohlkreuzlage. Günstige Position, um mit dem Hammerschlag auf Punkt (K) oder (N) zu schlagen / stoßen.

Fazit: Destabilisierung Gleichgewicht, K. O. Wahrscheinlichkeit durch Folgemaßnahmen, Handlungsunfähigkeit

RSP - (A)

Titschen (kein harter Schlag bzw. Stoß! Kann zur irreparablen Schädigung des Auges führen!) mit dem „Phönix" (MF / ZF) auf den Augapfel.

Auswirkung: Reizung der Hornhaut und Tränen der Augen über einen längeren Zeitraum ist wahrscheinlich. Der „Schaden" ist nicht irreparabel! *Achtung! Bei spitzen Gegenständen ist eine irreparable Schädigung wahrscheinlich!*

Fazit: Desorientierung, Handlungsunfähigkeit

RSP - (N)

Schlag, Stoß und Druck: mit Kopf (Stirn), Hammerschlag, flache Hand

Auswirkungen: Der Bruch des Nasenbeins ist wahrscheinlich. Tränen der Augen und stechender Schmerz. Das sofortige ins Gesicht ziehen der Hände ist wahrscheinlich.

Fazit: Desorientierung und Handlungsunfähigkeit

RSP - (NS)

Schlag, Stoß und Druck: mit Kopf (Stirn), Hammerschlag, flache Hand

Auswirkungen: Achtung: Bei Stoss oder Schlag ist der Verlust der Schneidezähne wahrscheinlich. Tränen der Augen und stechender Schmerz. Das sofortige ins Gesicht ziehen der Hände ist wahrscheinlich.

Fazit: Desorientierung und Handlungsunfähigkeit

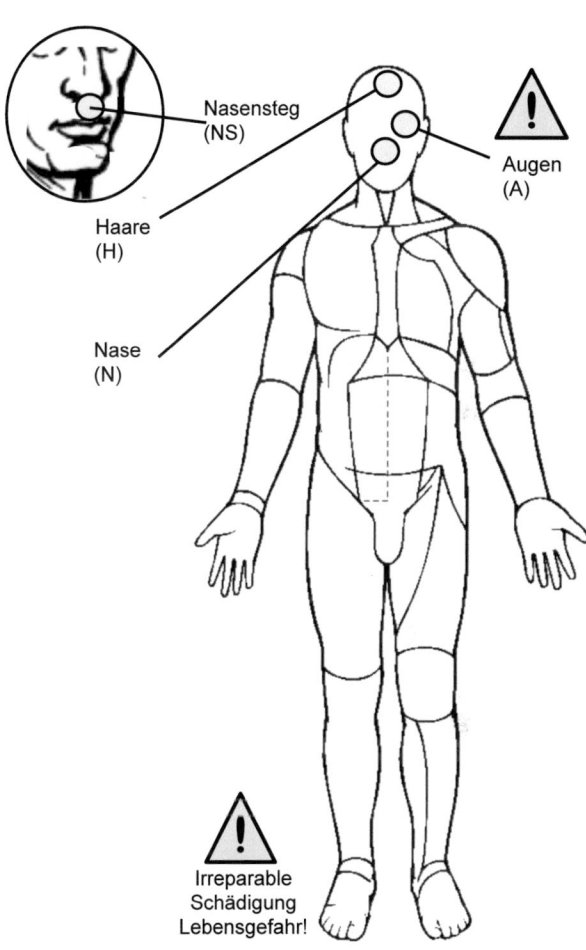

Nasensteg
(NS)

Augen
(A)

Haare
(H)

Nase
(N)

Irreparable
Schädigung
Lebensgefahr!

Info: Gezeigt werden nur die S-Punkte linksseitig

BESCHREIBUNG

RSP - (O)

Schlag: mit flacher Hand auf das / die Ohr(en). Ziehen / Reißen / Schlag: im günstigsten Fall Schmuckstücke (Ohrringe etc.) mit der Hand

<u>Auswirkung:</u> Stechender Schmerz. Wahrscheinlich platzt das Trommelfell. Angreifer wird seine Hände sofort an die Ohren legen.

<u>Fazit:</u> Handlungsunfähigkeit, Desorientierung

RSP - (JBU)

Druck / Stoß mit Fingerspitzen, Phönix

<u>Auswirkung:</u> Druckschmerz,

<u>Fazit:</u> Ausweichbewegung Kopf

RSP - (KS)

Schlag / Stoß mit Hammerschlag / Kopf (Stirn)

<u>Auswirkung:</u> Erschütterung des Gehirns, Quetschung Blutkreislauf

<u>Fazit:</u> Gleichgewichtsstörung, Desorientierung, K. O., Handlungsunfähigkeit (Ohnmacht)

RSP - (KK)

Schlag / Stoß mit Handkante.

<u>Auswirkung:</u> Blockade Luft / Blutkreislauf. Ziehen der Hände zum Hals

<u>Fazit:</u> Handlungsunfähigkeit, Desorientierung

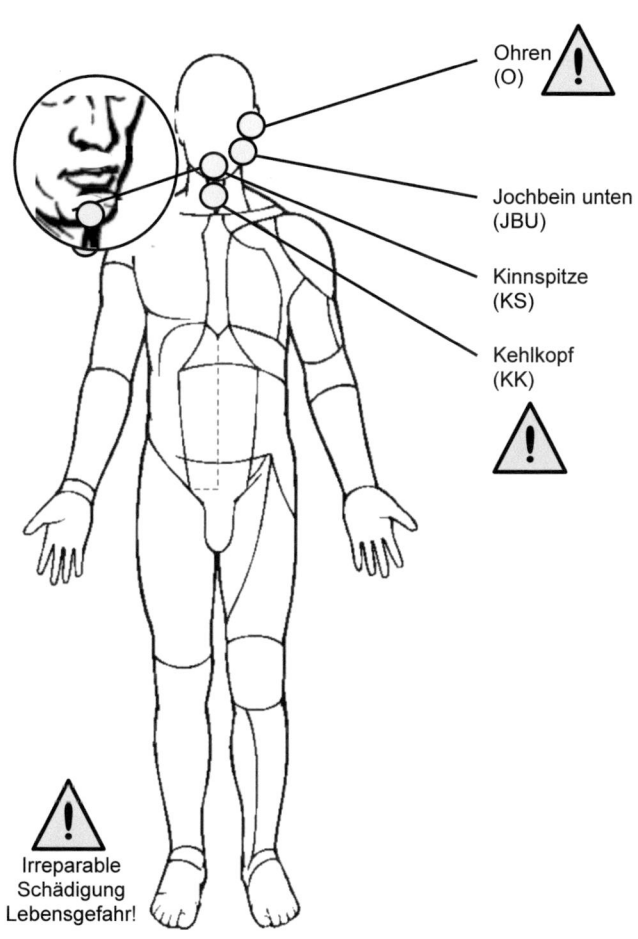

Ohren
(O)

Jochbein unten
(JBU)

Kinnspitze
(KS)

Kehlkopf
(KK)

Irreparable
Schädigung
Lebensgefahr!

Info: Gezeigt werden nur die S-Punkte linksseitig

BESCHREIBUNG

RSP - (DG)

Druck / Stoß: mit Finger der flachen Hand

Auswirkung: Abdrücken der Luftröhre

Fazit: Würgegefühl / Brechgefühl

RSP - (SBU)

Stoss: mit „Phönix - MF" oder spitzen stumpfen Gegenstand (Kubotanstab) Regenschirm, Kugelschreiber etc.)

Auswirkung: stechender Schmerz

Fazit: Zurückweichen, Lähmungsgefühl

RSP - (BB)

Stoß / Schlag: mit Faust, flache Hand, Ellenbogenspitze, Stirn, Hinterkopf oder stumpfen Gegenstand)

Auswirkung: Gefühl der Luftleere, dumpfer Schmerz

Fazit: Zurückweichen, kurzfriste Kurzatmigkeit

RSP - (SP)

Stoß, Schlag: mit „Phönix MF/ZF), Faust, flache Hand, Stirn, Hinterkopf

Auswirkung: Reizung der Nerven im sogenannten „Sonnengeflecht" / Nervenzentrum.

Fazit: Bewegungsunfähigkeit, Muskelkrampf, Kurzatmigkeit, Übelkeit, Handlungsunfähigkeit (K. O.)

RSP - (GT)

Stoß, Schlag, Quetschen: mit Hand, Faust, Knie, Fuss

Auswirkung: einknicken in die Knie. Sofortiger Griff der Hände zum Schmerzpunkt (GT).

Fazit: Handlungsunfähigkeit, Desorientierung, Übelkeit

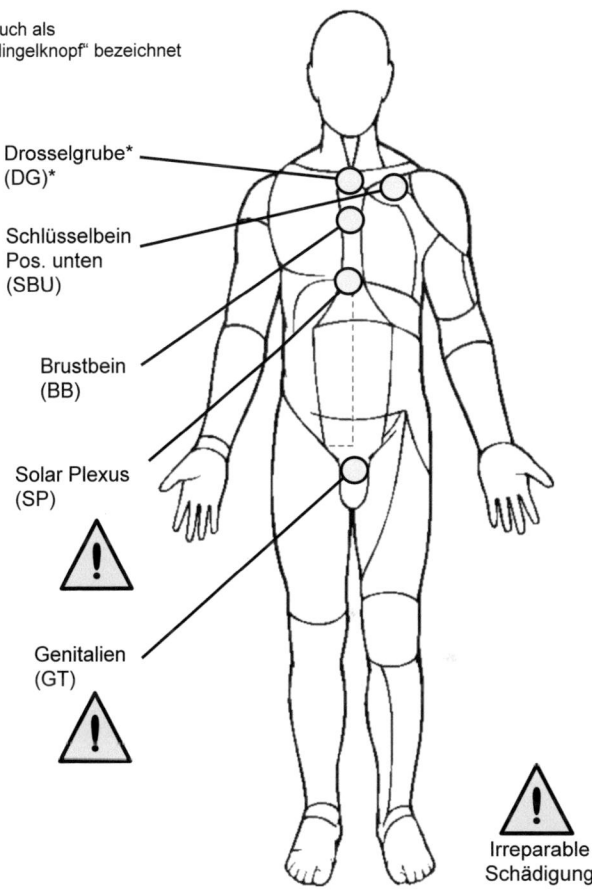

*Auch als
„Klingelknopf" bezeichnet

Drosselgrube*
(DG)*

Schlüsselbein
Pos. unten
(SBU)

Brustbein
(BB)

Solar Plexus
(SP)

Genitalien
(GT)

Irreparable
Schädigung

Info: Gezeigt werden nur die S-Punkte linksseitig

BESCHREIBUNG

RSP - (OAI)

Druck / Schlag / Stoß mit Daumen bzw. flache Hand / Faust oder stumpfen Gegenstand (Kubotanstab, Autoschlüssel etc.)

<u>Auswirkung:</u> Stechender Scherz

<u>Fazit:</u> Angreifer löst seinen (Würge) Griff

RSP - (AGI/1+2)

Druck, Stoß mit Daumen, „Phönix (MF+ZF)" oder stumpfen Gegenstand (Kubotanstab)

<u>Auswirkung:</u> stechender Schmerz

<u>Fazit:</u> Angreifer löst seinen (Würge) Griff

RSP - (HG2F)

Stoß / Quetschen mit Daumen / stumpfen Gegenstand (Kubotanstab)

<u>Auswirkung:</u> stechender Schmerz

<u>Fazit:</u> Angreifer löst seinen (Würge) Griff

RSP- (HWS)

Druck, Stoß mit Daumen oder stumpfen Gegenstand (Kubotanstab)

<u>Auswirkung:</u> stechender Schmerz. Optimal in Verbindung mit Handbeugehebel -/ Drehhebel

<u>Fazit:</u> Angeifer löst seinen Griff. Begünstigt Haltekontrollgriffe

RSP - (HR)

Stoß, Reibung mit „Phönix MF/ZF" oder stumpfen Gegenstand (Kubotanstab, Schlüssel Feuerzeug etc.)

<u>Auswirkung:</u> stechener Schmerz, Bruch der Handknochen

<u>Fazit:</u> Lösen des (Würge/Klammer) Griff

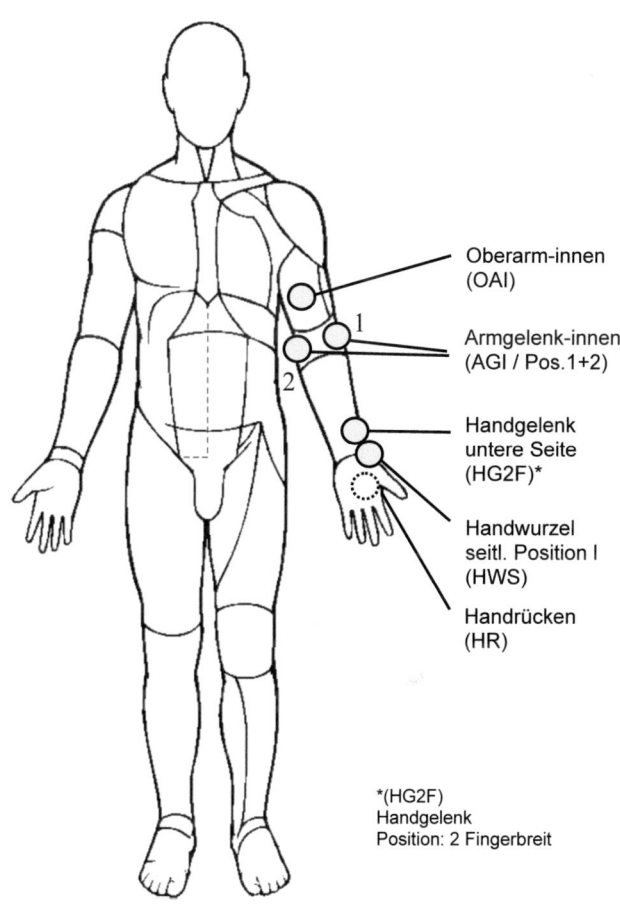

Oberarm-innen
(OAI)

Armgelenk-innen
(AGI / Pos.1+2)

Handgelenk
untere Seite
(HG2F)*

Handwurzel
seitl. Position I
(HWS)

Handrücken
(HR)

*(HG2F)
Handgelenk
Position: 2 Fingerbreit

Info: Gezeigt werden nur die S-Punkte linksseitig

BESCHREIBUNG

RSP - (SH)

Druck / Stoß: mit Daumen oder stumpfen Gegenstand
(Kubotanstab / Schlüssel etc.)

Auswirkung: stechender Schmerz
(kann bei Schwangeren die Geburt auslösen!)

Fazit: Lösen des Haltegriffs

RSP - (F)

Hebel / Schlag: mit Hand oder Phönix

Auswirkung: Bruch des(-r) Finger-Gelenk(-e)

Fazit: stechender Schmerz, Handlungsunfähigkeit, Lösen des Haltegriffes

RSP - (KV)

Druck / Stoß: mit Fuß oder stumpfen Gegenstand (Knüppel)

Auswirkung: stechender Schmerz, Bruch des Gelenks,
Kniescheibe destabilisiert

Fazit: Bewegungsunfähigkeit, Handlungsunfähigkeit
evtl. Desorientierung

RSP - (KVI)

Druck / Stoß: mit Fuß oder stumpfen Gegenstand (Knüppel)

Auswirkung: stechender Schmerz, Destabilisierung Gleichgewicht

Fazit: Bewegungsunfähigkeit, Disbalance

RSP - (KH)

Druck / Stoß: mit Fuß oder stumpfen Gegenstand (Knüppel)

Auswirkung: stechender Schmerz, Bruch des Gelenks
(! Kann irreparable Schädigung bedeuten)

Fazit: Bewegungsunfähigkeit, Handlungsunfähigkeit evtl. Desorientierung

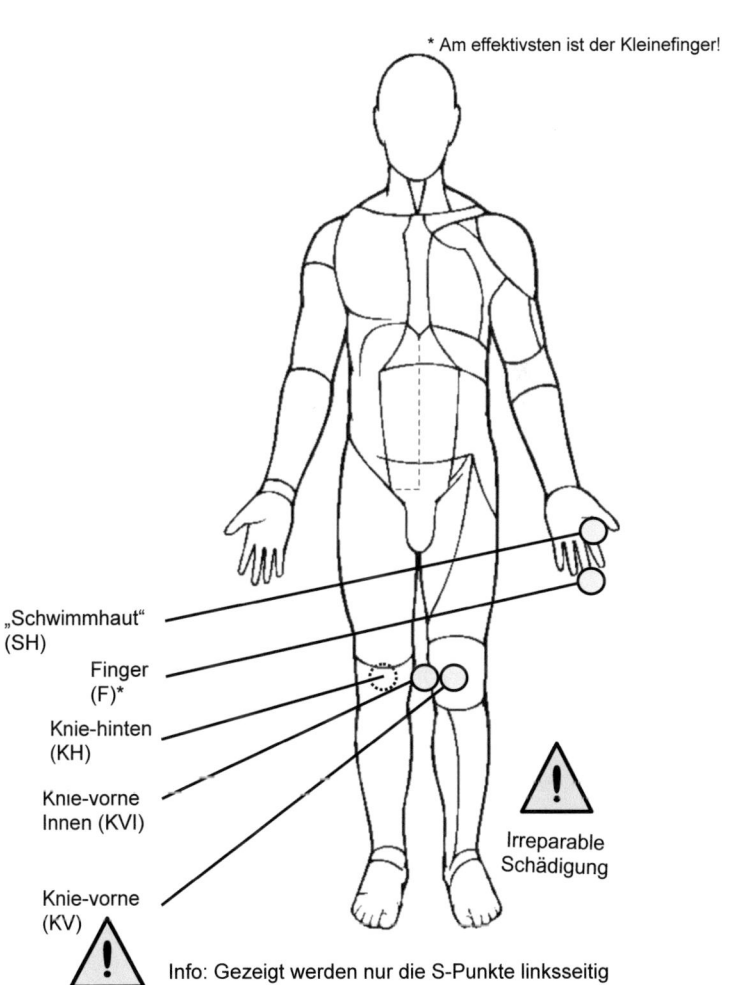

* Am effektivsten ist der Kleinefinger!

„Schwimmhaut"
(SH)

Finger
(F)*

Knie-hinten
(KH)

Knie-vorne
Innen (KVI)

Irreparable
Schädigung

Knie-vorne
(KV)

Info: Gezeigt werden nur die S-Punkte linksseitig

BESCHREIBUNG

RSP - (SB)

Druck / Stoß: mit Fuß, Hacken oder stumpfen Gegenstand (Knüppel)

<u>Auswirkung:</u> stechender Schmerz, Bruch, Prellung, Knochenabsplitterung

<u>Fazit:</u> Hände gehen zum Schien-/Wadenbein, Handlungsunfähigkeit, Bewegungseinschränkung. evtl. Desorientierung

RSP - (WB)

Druck / Stoß: mit Fuß, Hacken oder stumpfen Gegenstand (Knüppel)

<u>Auswirkung:</u> stechender Schmerz, Bruch, Prellung, Knochenabsplitterung

<u>Fazit:</u> Hände gehen zum Schien-Wadenbein, Handlungsunfähigkeit, Bewegungseinschränkung. evtl. Desorientierung

RSP - (FS)

Druck / Stoß mit Fußhacken, stumpfen Gegenstand (Knüppel)

<u>Auswirkung:</u> stechender Schmerz, Bruch der Zehen, Spannknochen.

<u>Fazit:</u> Fuß wird hochgezogen, Bewegungsunfähigkeit, evtl. Desorientierung

RSP - (SPG)

Stoss / Druck: mit Fußspitze, Fußhacken, stumpfer Gegenstand (Knüppel, Stein)

<u>Auswirkung:</u> stechender Schmerz, Bruch, Überdehnung

<u>Fazit:</u> Bewegungsunfähigkeit, Handlungsunfähigkeit

RSP- (Z)

Druck / Stoß mit Fußhacken, stumpfen Gegenstand (Knüppel)

<u>Auswirkung:</u> stechender Schmerz, Bruch der Zehen, Spannknochen.

<u>Fazit:</u> Fuß wird hoch gezogen, Bewegungsunfähigkeit, evtl. Desorientierung

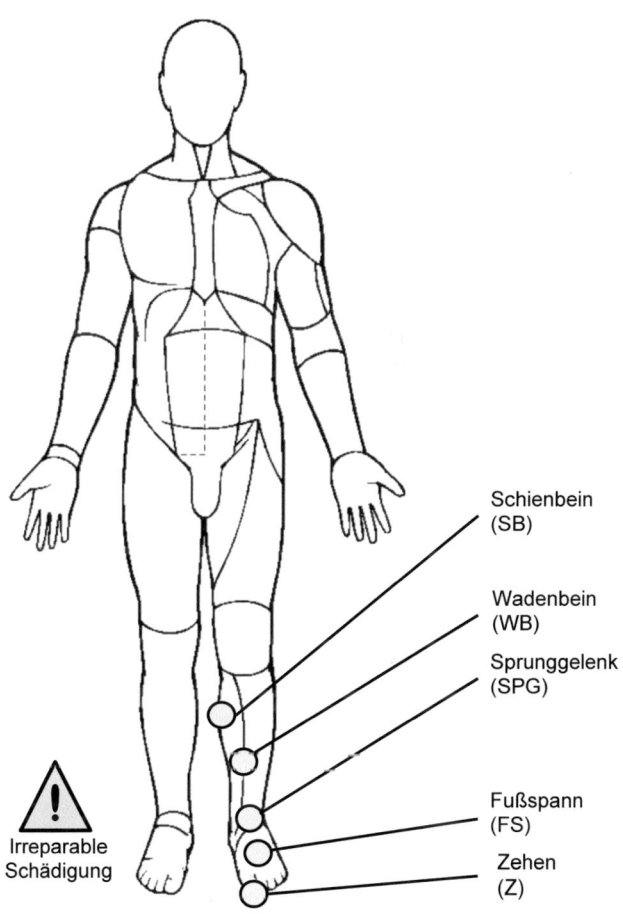

Schienbein
(SB)

Wadenbein
(WB)

Sprunggelenk
(SPG)

Fußspann
(FS)

Zehen
(Z)

Irreparable
Schädigung

Info: Gezeigt werden nur die S-Punkte linksseitig

VERTEIDIGUNG GEGEN HALTEGRIFFE 1 / 11

VERTEIDIGUNGSMASSNAHMEN DIRTY TRICKS

GRUNDWISSEN

Zum Lösen eines Haltegriffes - hier Griff um ein / beide Handgelenk(e) (Bild 1) gibt es mehrere Möglichkeiten. Erste Variante:, dem Angreifer, nennen wir diese Person A, mit den sogenannten **DIRTY TRICKS** Schmerzen zuzufügen (siehe RS-Punkte (Seiten 42 - 53). Oder eine Abwehr durch einen Bewegungsablauf, der wie folgt definiert ist:

Das ergriffene Handgelenk (Bild 2) wird in Richtung Daumen der Greifhand gedreht. Gleichzeitig geht das „Opfer", nennen wir diese Person B, einen Schritt zurück und erhöht dadurch die Energie, um diesen Griff zu lösen. Zum Abschocken eignet sich perfekt der „Phönix MF/ZF". Dieser wird auf den Handrücken des Angreifers platziert. Je fester A zupackt, desto schmerzhafter wird dieser Knöchelstoß. Tritte gegen das Schienbein - RS-Punkt (SB) - sind eine gute Unterstützung für eine erfolgreiche Verteidigung.

Ergreift nun A mit beiden Händen ein Handgelenk, stehen B ebenfalls mehrere Möglichkeiten zur Verfügung, eine erfolgreiche Verteidigung durchzuführen. Ergreifen der fixierten Hand - geschlossenen Faust / Position: Daumen Oben! - und einen Ausfallschritt nach hinten machen. Mit dieser Bewegung die ergriffene Hand / Faust aus den „Klauen" des von A hersausziehen. Bewegungsrichtung ist: nach oben! **DIRTY TRICKS** wie z. B. Stoß mit „Phönix MF/ZF" auf Handrücken RSP - (HR), Tritte gegen das Schienbein RSP - (SB), unterstützen diese Abwehrmaßnahme effektiv.

VERTEIDIGUNGSMASSNAHMEN DIRTY TRICKS

Merke:
Hat A beide Hände am Handgelenk von B, hat sich A am
„Opfer" gebunden.
Bedeutet: A hat keine Hand mehr frei.
Daraus folgt: Möglichkeit zur Verteidigung von B steigt.

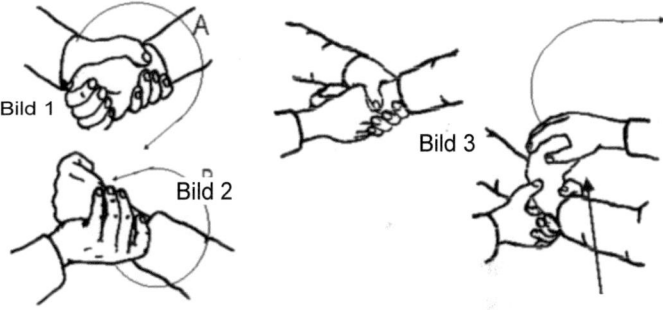

Bild 1

Bild 2

Bild 3

Auswirkungen: RS-Punkt (HR) / RS-Punkt (SB) / Seite 49+53

GRIFF UM EIN HANDGELENK I

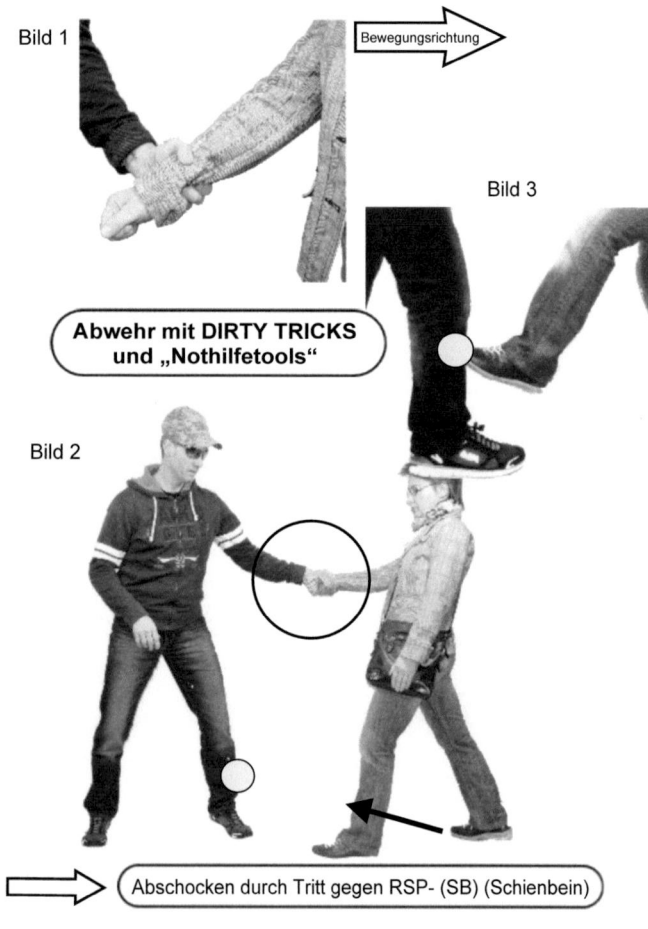

Bild 1

Bewegungsrichtung

Bild 3

Abwehr mit DIRTY TRICKS und „Nothilfetools"

Bild 2

Abschocken durch Tritt gegen RSP- (SB) (Schienbein)

B wird von A mit einer Hand um das Handgelenk ergriffen. B hat nun die Möglichkeit, diesen Angriff mit folgenden Mitteln abzuwehren. In Bild 1 wird die Anwendung mit **NOTHILFETOOLS / DIRTY TRICKS** dargestellt. B kann   mit Gegenständen (Kugelschreiber, Schlüssel, Stöckchen, Feuerzeug etc. oder einem Kubotanstab*) A Schmerzen zufügen, um den Haltegriff zu lockern bzw. zu lösen.

GRIFF UM EIN HANDGELENK I

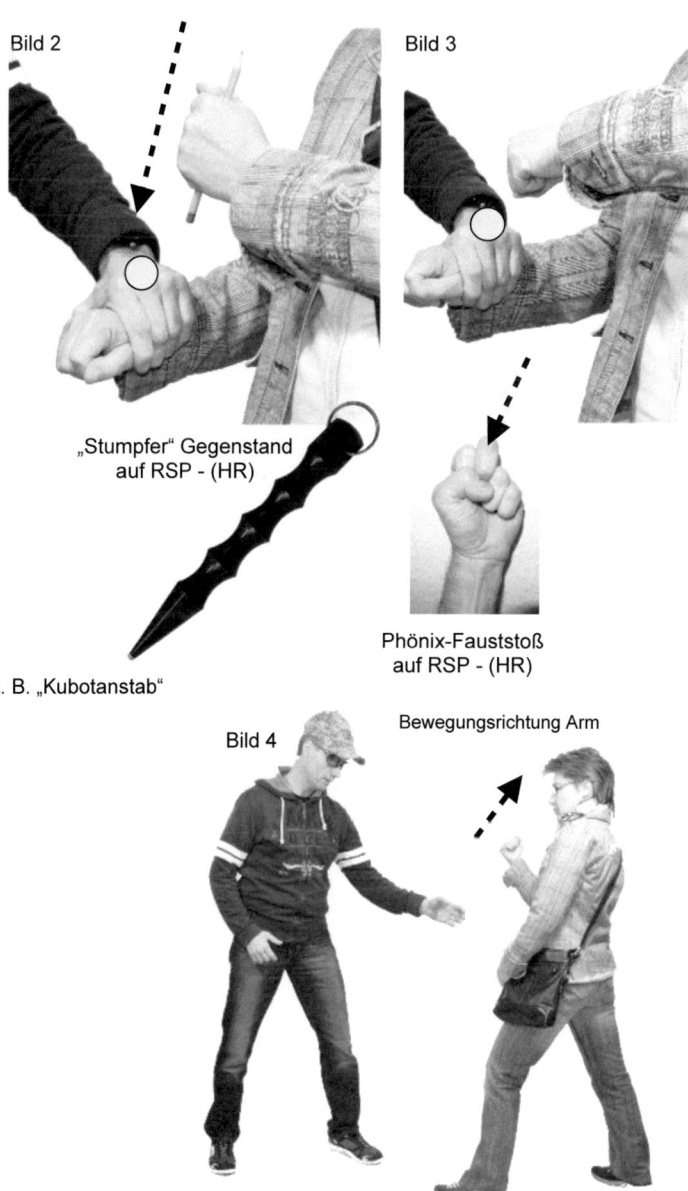

Bild 2

Bild 3

„Stumpfer" Gegenstand
auf RSP - (HR)

Phönix-Fauststoß
auf RSP - (HR)

z. B. „Kubotanstab"

Bild 4

Bewegungsrichtung Arm

VERTEIDIGUNG GEGEN HALTEGRIFFE 1

GRIFF UM EIN HANDGELENK II

Als zweite Variante kann B folgende Möglichkeit wählen:

Das Handgelenk wird in Richtung Daumen gedreht (Bildfolge 5 - 8) und mit Unterstützung - Schritt zurückgehen (Bild 1) - aus der Hand gezogen (Bild 4 Seite 59)! Alternative **DIRTY TRICKS** (vorherige Seite Bild 2 - 3) können unterstützend eingesetzt werden! Durch eine Ausfallschritt nach hinten, kann B diese Aktion verstärken.

Durch diesen Ausfallschritt wird die Bewegung des Körpergewichts von B, mit der „Handgelenkdrehbewegung", kombiniert. Die kinetische Energie (Bewegungsenergie) steigt stark an und A kann den Haltegriff nicht mehr optimal kontrollieren. Siehe Seite 29 *- Energiesatz -*

WICHTIG: Die Abwehrmöglichkeit sollte so früh wie möglich, also bevor A seinen Griff maximiert, zum Einsatz kommen!

Damit B die optimale Chance hat aus diesem Griff herauszukommen, sollte der obige Ablauf mit der **DIRTY TRICKS** Methode kombiniert werden (vorherige Seite Bild 2 - 4).

GRIFF UM EIN HANDGELENK II

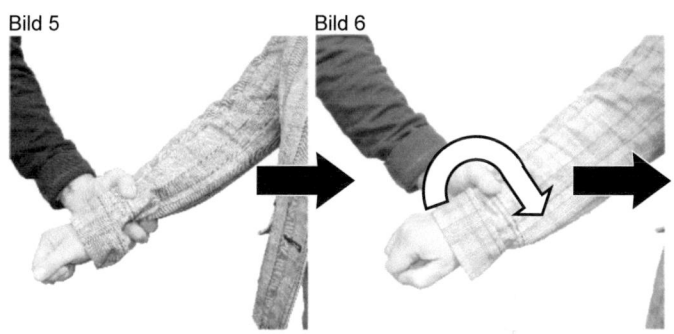

Bild 5 Bild 6

Korrekter Ablauf:

Lösen aus dem einhändigen Griff um das Handgelenk

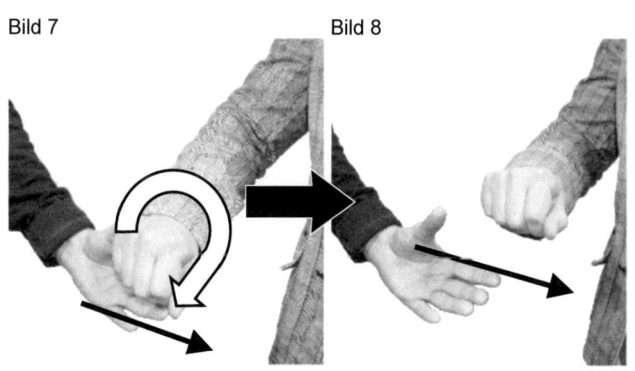

Bild 7 Bild 8

GRIFF UM EIN HANDGELENK III

Tipp:

Hat B nicht die Kraft das Handgelenk, über die schon angesprochene „Handgelenkdrehbewegung" (vorherige Seite Bild 5 - 8), freizubekommen, kann mit der freien Hand unterstützt werden. Der Ablauf kann wie folgt aussehen:

Wie in Bild 9 zu sehen, wird das Handgelenk von B ergriffen. B wird nun die „Handgelenkdrehbewegung" einleiten. Zuvor wird die ergriffene Hand zur Faust geformt und von der freien Hand ergriffen Bild 10 + Bild 11. Mit der Drehbewegung (evtl. mit Unterstützung eines Tritts gegen das Schienbein (Abschocktechnik) wird B die ergriffene Hand aus der Greifhand von A herausbewegen.

GRIFF UM EIN HANDGELENK III

Einhändiger Griff um das Handgelenk

Bild 9

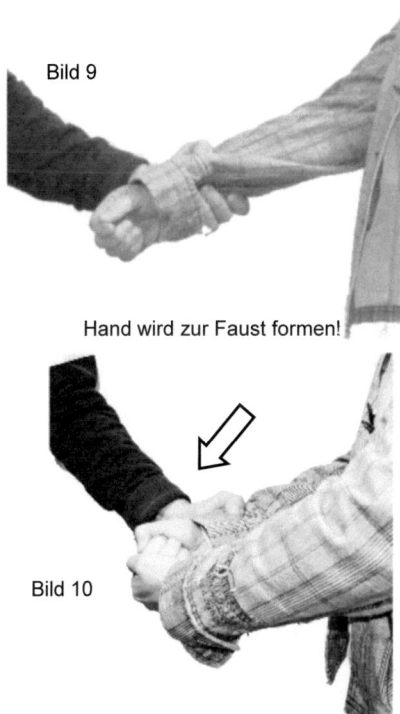

Hand wird zur Faust formen!

Bild 10

Ergriffene Faust mit
„Handgelenkdrehbewegung" herausziehen!

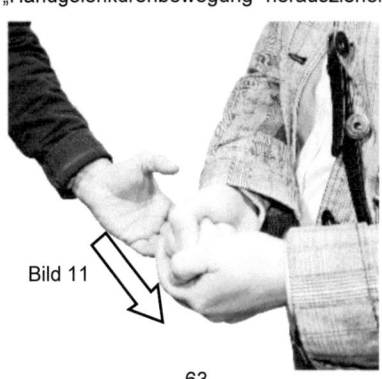

Bild 11

11 VERTEIDIGUNG GEGEN HALTEGRIFFE 1

GRIFF UM BEIDE HANDGELENKE I

A greift beide Handgelenke von B

Fazit: A bindet sich an Person B (Bild 1). B hat nun diverse Abwehr-möglichkeiten. B kann A gegen die Schienbeine (SB) treten (Bild 1). B kann A ins Knie RSP - (K) treten (Bild 1). B kann A ins Gesicht spucken (Bild 2) und darauf spekulieren, dass A sich mit einer Hand diese wieder aus dem Gesicht wischt (Bild 3). Somit wäre eine Hand frei, um mit dem „Phönix MF/ZF" auf den Handrücken RSP - (HR) zu schlagen / stoßen. B kann einen der Finger RSP - (F) greifen (am besten den kleinen Finger) und diesen umknicken bzw. brechen.

GRIFF UM BEIDE HANDGELENKE I

Bild 1   Bild 2

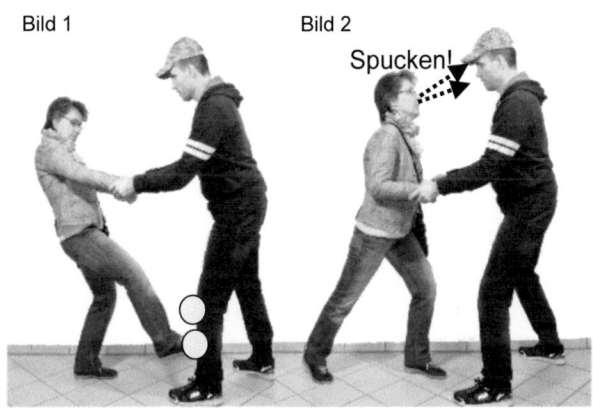

B vollendet die Abwehr nach der Methode: Befreiung aus Griff um das Handgelenk (siehe Seite 58 / Bild 1+2 und Seite 61 / Bildfolge 5 - 8).

Bild 3   Bild 4

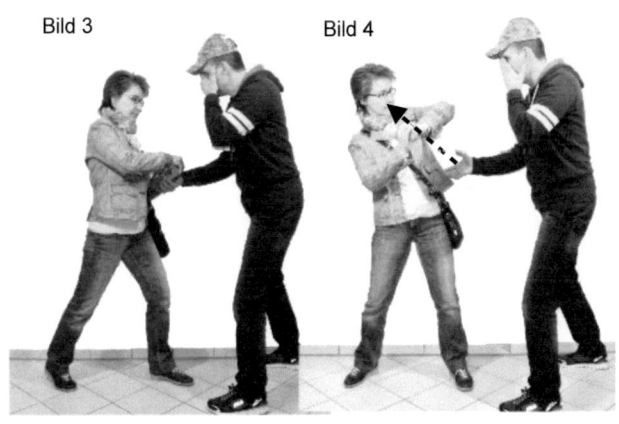

11 VERTEIDIGUNG GEGEN HALTEGRIFFE 1

GRIFF UM BEIDE HANDGELENKE II

Die „Gummibandmethode"

A ergreift beide Handgelenke von B (Bild 1)

B schockt A durch Tritt gegen Schienbein RSP - (SB) ab (Bild 2). B geht einen Schritt zurückzugehen (Bild 3). A wird versuchen, B wieder an sich heranzuziehen. Durch diese Reaktion von A wird das „Gummiband" gespannt! B wird nun eine Entspannung des „Gummibandes" einleiten, in dem sich B von A in sich hineinziehen lässt (Bild 4 Seite 68). B hat das Knie während dieser Bewegung in Position gebracht (Bild 4 Seite 68). Da A diesen Bewegungsablauf nicht mehr stoppen kann, wird B mit dem vorgeschobenen Knie RS - Punkt (GT) (Bild 5 Seite 68) oder mit einem Kopfstoß auf den RSP - (BB) Brustbein (Bild 6 Seite 68) bzw. RSP- (SP) Solar Plexus unwiderruflich treffen. Hat B erstmal eine Hand frei, kann als alternativer Abschluß u. a. einen Ellenbogenschlag / Stoß zur Kinnspitze RSP - (KS) angebracht werden (Bild 6 Seite 68).

GRIFF UM BEIDE HANDGELENKE II

Die „Gummibandmethode"

Bild 1

Bild 2

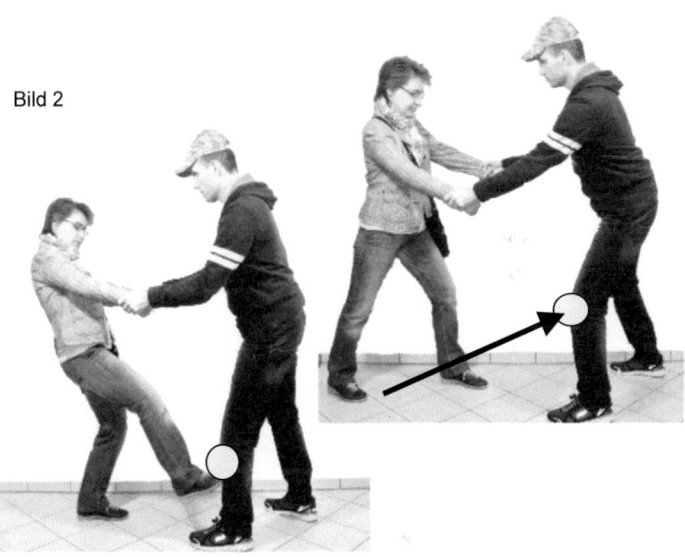

Bild 3

Das „Gummiband" wird gespannt!

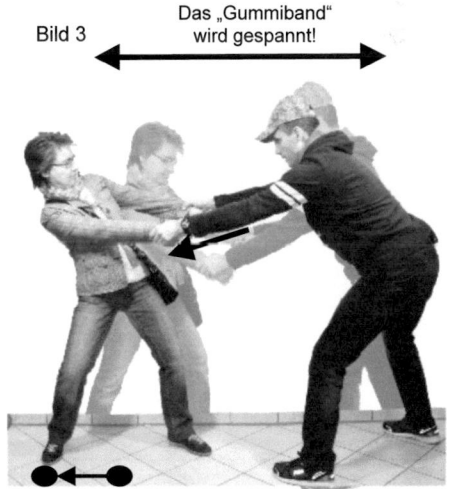

GRIFF UM BEIDE HANDGELENKE II

Die „Gummibandmethode"

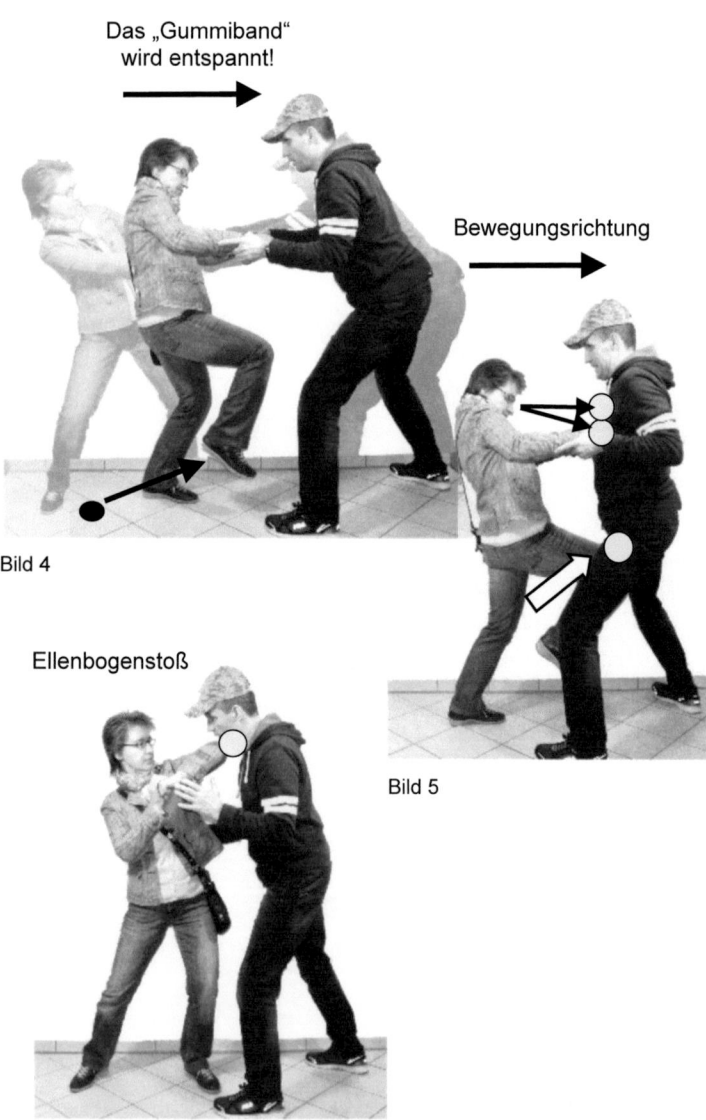

Das „Gummiband"
wird entspannt!

Bewegungsrichtung

Bild 4

Bild 5

Ellenbogenstoß

Bild 6

GRIFF UM BEIDE HANDGELENKE II

Die „Gummibandmethode"

Ist A aggressiv (Bild 5), setzt B Mittel der Verhältnismäßigkeit ein: Tritt in den Genitalbereich RS - Punkt (GT) (Bild 6) oder Kniestoß zum RS - Punkt (GT) (Bild 7). Kopfstoß zum RSP - (BB) oder RSP - (SP) sind auch möglich.

Bild 5

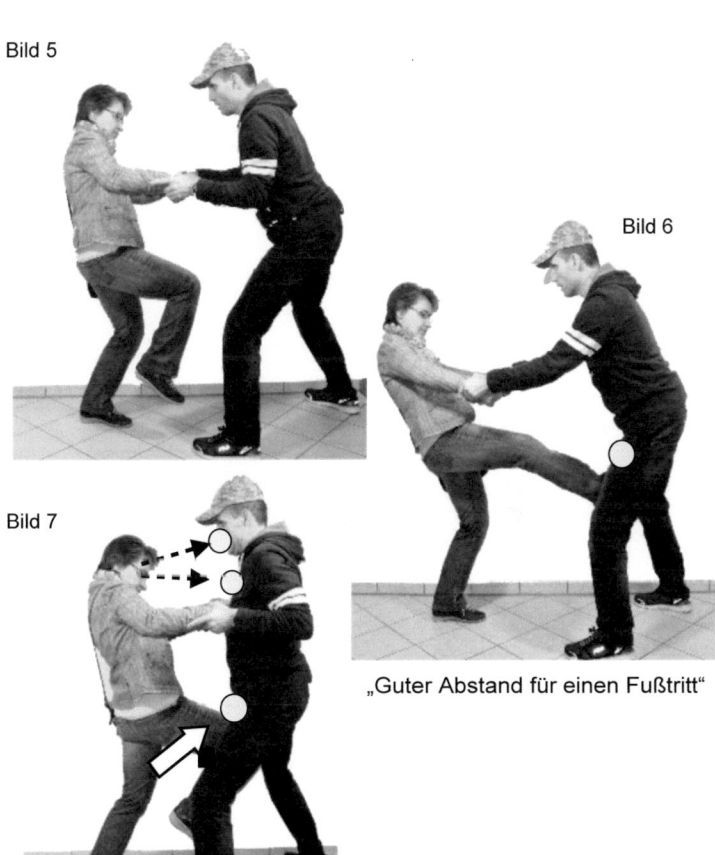

Bild 6

Bild 7

„Guter Abstand für einen Fußtritt"

11 VERTEIDIGUNG GEGEN HALTEGRIFFE 1

GRIFF UM EIN HANDGELENK MIT BEIDEN HÄNDEN

A ergreift mit beiden Händen ein Handgelenk von B (Bild 1+1a).

ACHTUNG: A bindet sich an B!

B ergreift nun mit der freien Hand, die zur Faust geformte (Position: Daumen zeigt nach oben) ergriffene Hand (Bild 2+2a). B schockt A durch Tritt gegen RSP - (SB) - Schienbein - ab (Bild 3+3a Seite 72). Durch das Abschocken der RSP - (SB) wird sich der Griff von A kurzzeitig lockern. B geht einen Schritt zurück und reißt die ergriffene Faust aus den Händen von A (Bild 4 Seite 72).

GRIFF UM EIN HANDGELENK MIT BEIDEN HÄNDEN

Bild 1

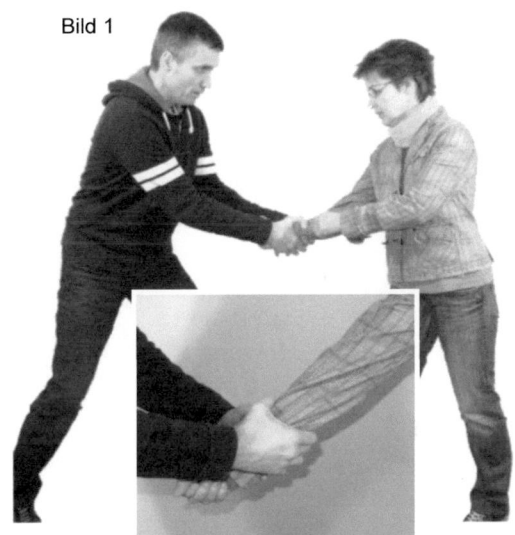

Bild 1a

Bild 2

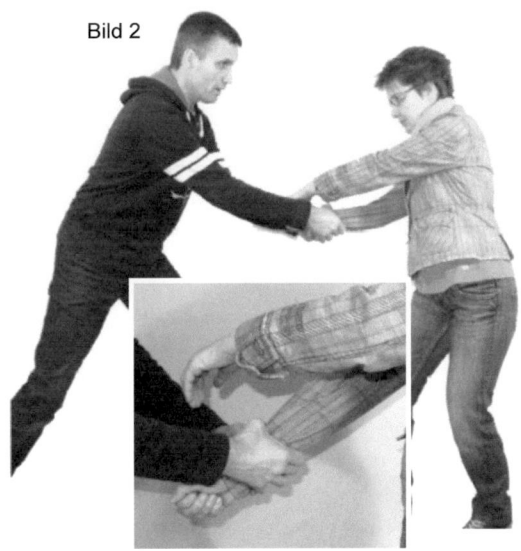

Bild 2a

GRIFF UM EIN HANDGELENK MIT BEIDEN HÄNDEN

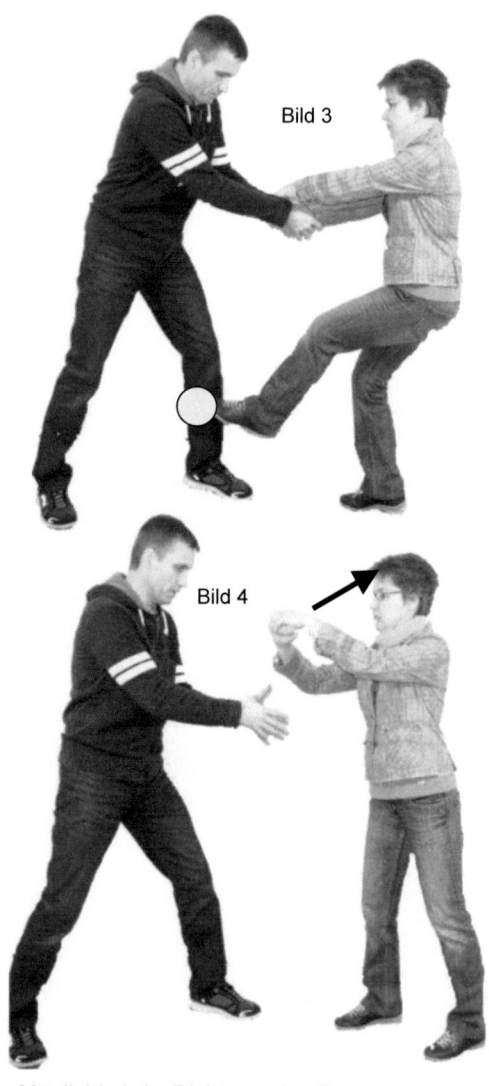

Bild 3

Bild 4

B hat nun die Möglichkeit in Richtung der Bewegung wegzulaufen. Besteht diese Möglichkeit nicht, sollte B die Bewegung des Armes umkehren (Bild 1 Seite 73)...

GRIFF UM EIN HANDGELENK MIT BEIDEN HÄNDEN

Bild 1

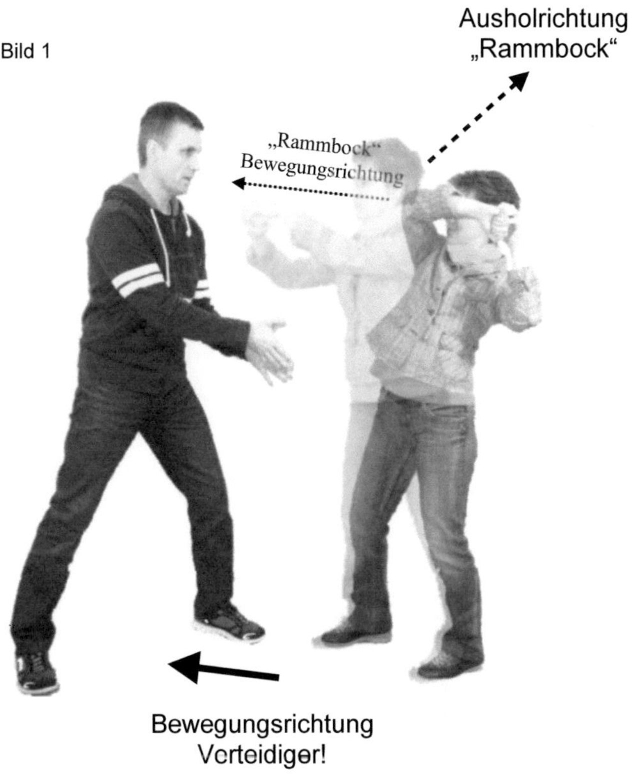

Ausholrichtung
„Rammbock"

„Rammbock"
Bewegungsrichtung

Bewegungsrichtung
Verteidiger!

* Ein harter Stoß zum Kehlkopf kann lebensbedrohliche Auswirkungen haben!

GRIFF UM EIN HANDGELENK MIT BEIDEN HÄNDEN

..und den Unterarm, wie ein „Rammbock", in Richtung von A zurückführen. Dieser Vorgang muss mit vollem Körpereinsatz durchgeführt werden, um maximale Energie umzusetzen.

Die Ellenbogenspitze kann zum RSP - (KS) - Kinnspitze - (Bild 2 Seite 75), RSP - (KK) - Kehlkopf* -, RSP - (BB) - Brustbein - (Bild 3 Seite 75), oder RSP - (GT) - Genitalien - (Bild 4 Seite 67) gerammt werden.

Je aggressiver A ist, desto wirkungsvollere Schmerzpunkte sollten gewählt werden. Zur Unterstützung des „Rammbocks" bleibt die Position:

„freie Hand ergreift Faust"

bestehen.

GRIFF UM EIN HANDGELENK MIT BEIDEN HÄNDEN

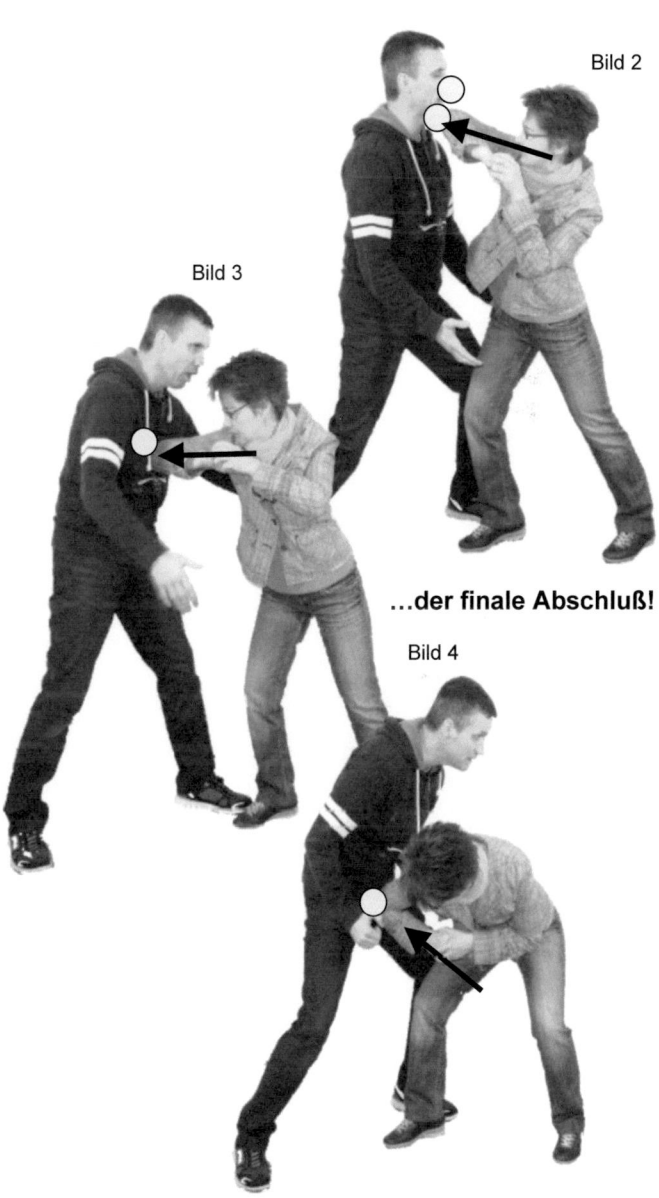

Bild 2

Bild 3

...der finale Abschluß!

Bild 4

VERTEIDIGUNG GEGEN HALTEGRIFFE 2 / 12

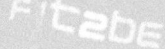

12 VERTEIDIGUNG GEGEN HALTEGRIFFE 2

UMKLAMMERUNG VON VORNE

A versucht B von vorne zu umklammern.

B reißt beide Arme (min. aber einen Arm) weit nach oben, damit diese von der Klammerung nicht fixiert werden (Bild 1 + 2). A umklammert nunmehr den Rumpf von B. B hat beide Hände frei und kann zum Gegenschlag ausholen. In Bild 3 (Seite 80) dargestellt, schlägt B mit beiden flachen Händen auf die Ohren RS - (O) von A. Wird A zu aufdringlich, kann B (im wahrsten Sinne des Wortes) Kopfarbeit leisten - Stoß mit Stirn auf die Nase RSP - (N) oder RSP - (KS), gezeigt im Bild 4 auf Seite 80. Als finalen **DIRTY TRICK** kann B einen Kniestoß zum RSP - (GT) platzieren.

Zum Bild 5 Seite 80: Ein Stoß mit der Stirn auf RS-Punkt (BB) Brustbein oder RS-Punkt (SP) Solar Plexus ist auch eine effektive Verteidigung!

UMKLAMMERUNG VON VORNE

Bild 1

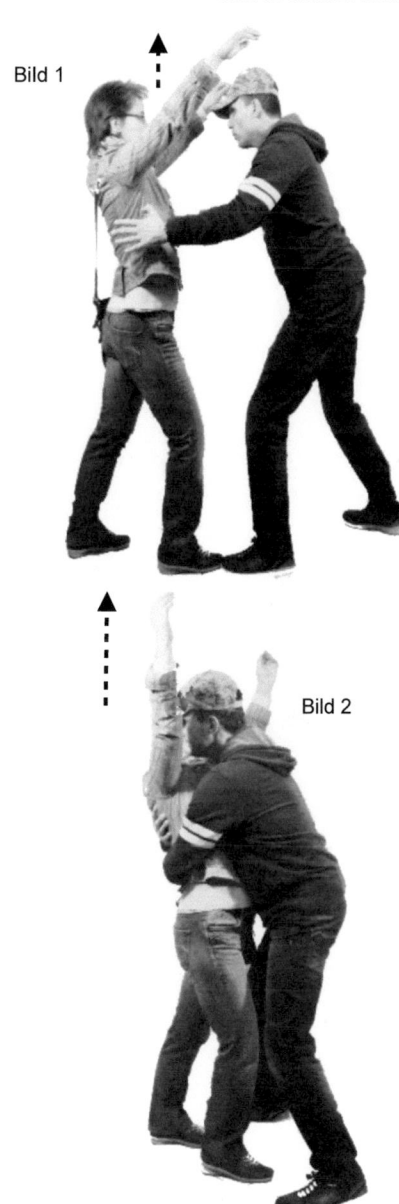

Bild 2

UMKLAMMERUNG VON VORNE

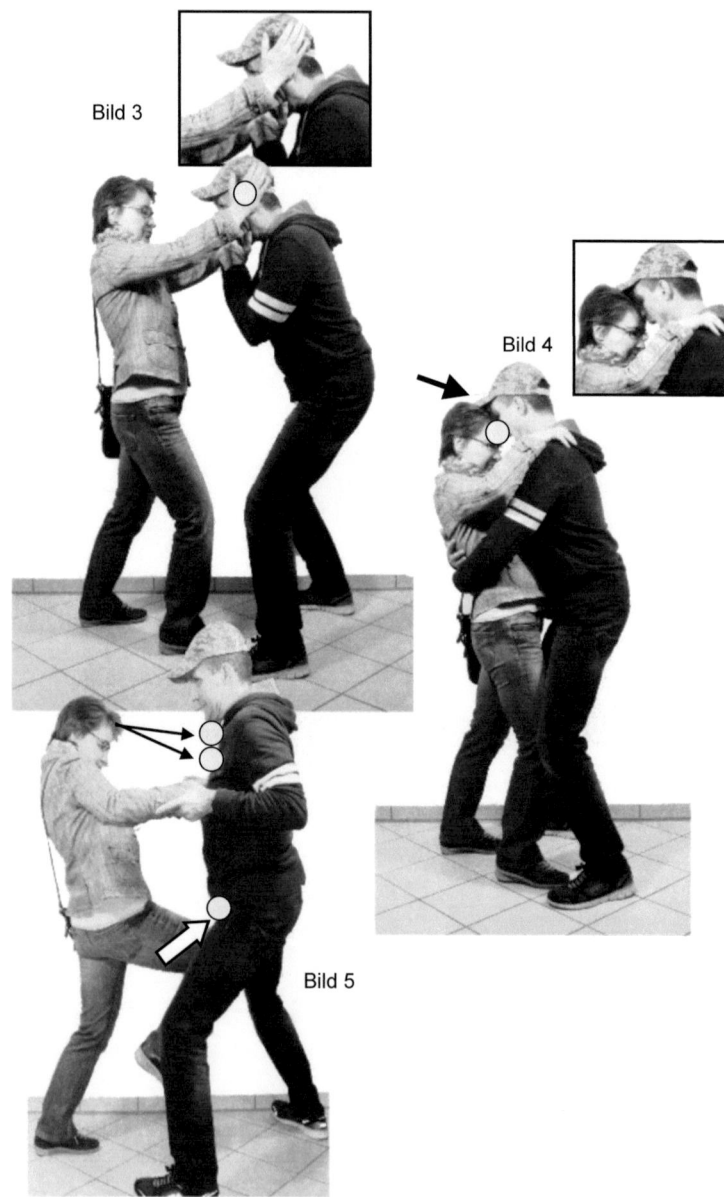

Bild 3

Bild 4

Bild 5

VERTEIDIGUNG GEGEN HALTEGRIFFE 3 / 13

UMKLAMMERUNG VON HINTEN

A versucht B von hinten zu umklammern.

B winkelt sofort die Unterarme an, damit max. Bewegungsfreiheit der Unterarme besteht. Somit hat B die Chance **DIRTY TRICKS** anzuwenden. Lässt A nicht locker, wird B mit dem Fußhacken (Bild 4 Seite 84) gegen das Schienbein von A treten. Ein gezielter Griff oder Schlag (Hammerschlag) in RSP- (GT) Genitalien (Bild 3), wird A dazu veranlassen, seine Klammerung zu locker oder gar zu lösen. Eine weitere **DIRTY TRICKS** Methode ist, mit dem Hinterkopf auf die Nase RSP - (N) / Kinnspitze RSP - (KS) (Bild 1+2+2a) zu stoßen.

UMKLAMMERUNG VON HINTEN

Bild 1

Bild 2

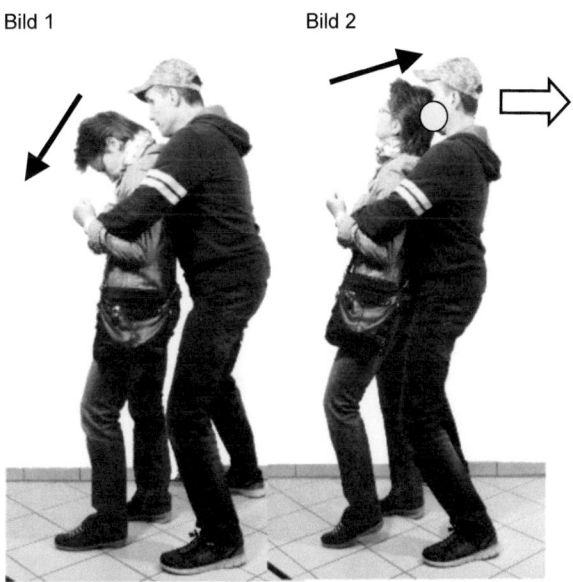

Bild 3

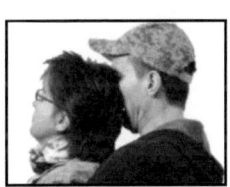

Bild 2a

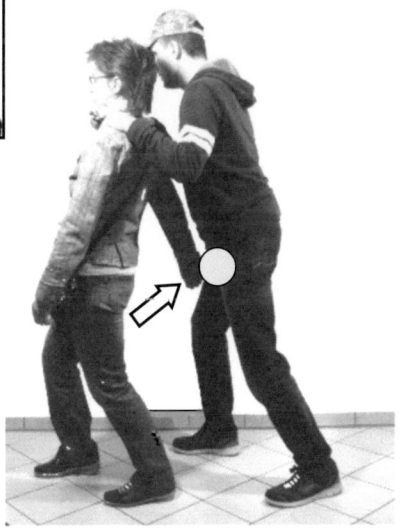

UMKLAMMERUNG VON HINTEN

Hat sich die Klammerung gelockert bzw. gelöst, dreht sich B um 180° nach rechts (langer rechter Arm nach oben*, wird als Schwungmasse genutzt (Bild 5) und langer linker Arm holt weit nach hinten aus (Bild 5)), um einen Hammerschlag - Ziel: Genitalien - von A zu platzieren RSP - (GT).

Bild 4

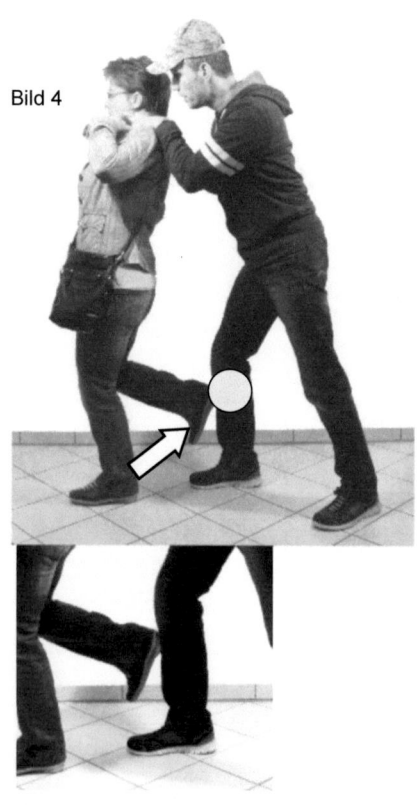

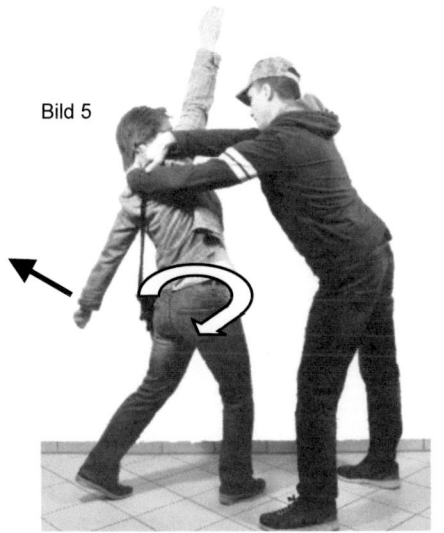

Bild 5

Bewegungsrichtung Oberkörper
und langer Schwungarm!

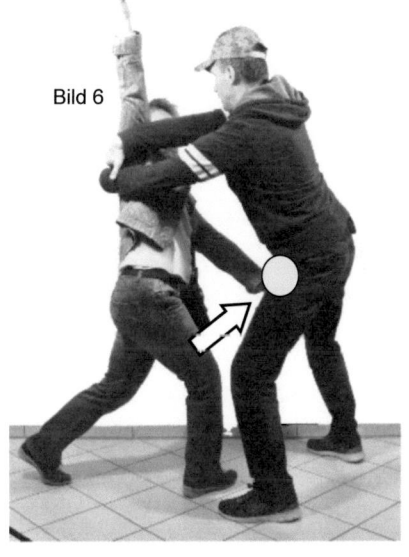

Bild 6

*Man kann sich diesen Ablauf wie folgt vorstellen:
der lange rechte Arme wischt an einer „gedachten Fensterscheibe"
vorbei. Durch die entstehende Körperdrehung, wirkt diese Ausholbewegung als ein „Schlagbeschleuniger" für den nachfolgenden linken
Hammerschlag - Bewegungsrichtung: unten nach oben mit dem Ziel:
Genitalbereich

UMKLAMMERUNG VON DER SEITE

„SCHWITZKASTEN"

B greift mit dem Arm, der A am nähesten liegt, zwischen dem eigenen und dem Kopf von A (Bild 3). Die Hand wird flach ausgestreckt und, wie im Bild 4 zu sehen, auf den RSP - (NS) Nasensteg (Bereich: 2 Fingerbreite oberhalb der Oberlippe Bild 3a) gedrückt.

Variante Nr. 2: B greift in die Haare / Nackenhaare RSP - (H) (Bild 5a) von A.

Entweder wird die flache Hand mit Druck auf den Schmerzpunkt (NS) positioniert (Bild 4) und der Kopf von A nach hinten weggedrückt, oder der Kopf von A wird durch einen Griff in die Haare RSP - (H) in den Nacken gerissen (Bild 5). In beiden Fällen wird sich A aufrichten (wie im Bild 6 zu sehen), und B kann mit dem freien Arm einen finalen „schwungvollen" Hammerschlag (Trefffläche: gekrümmter Daumen) in die Genitalien RSP - (GT) von A platzieren. Ein kraftvolles Zurückdrücken- / reißen des Kopfes von A, mit gleichzeitigem Aufrichten des Oberkörpers von B, wird A nach hinten und anschliessend zu Boden befördern.

UMKLAMMERUNG VON DER SEITE

„SCHWITZKASTEN"

Bild 1

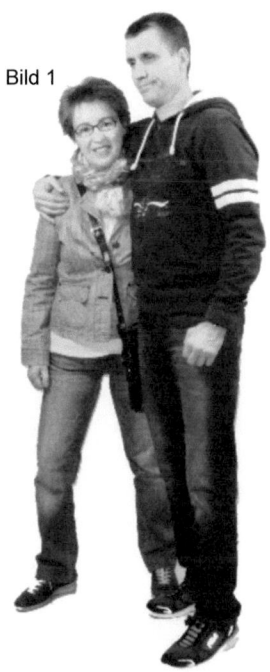

Situation: A nimmt B „freundschaftlich" in die Arme (Bild 1)

VORSICHT: aus dieser „freundschaftlichen" Umarmung kann sehr schnell ein „feindlicher" Angriff werden - der Schwitzkasten - (Bild 2)!

Wichtige Gegenmaßnahme für B: Den Kopf so eindrehen, dass B ins Gesicht von A schaut. Somit ist sichergestellt, dass der Kehlkopf von B nicht eingedrückt wird.

Daraus folgt: keine Panik, kein überhöhter Sauerstoffverbrauch, B kann konzentriert reagieren.

UMKLAMMERUNG VON DER SEITE

„SCHWITZKASTEN"

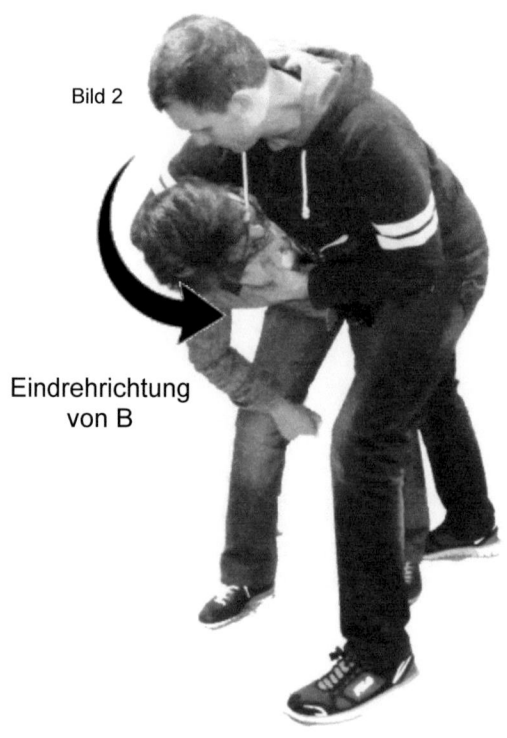

Bild 2

Eindrehrichtung
von B

UMKLAMMERUNG VON DER SEITE

„SCHWITZKASTEN"

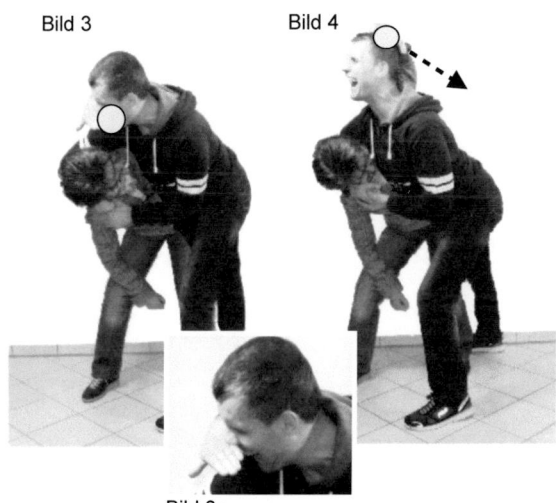

Bild 3

Bild 4

Bild 3a

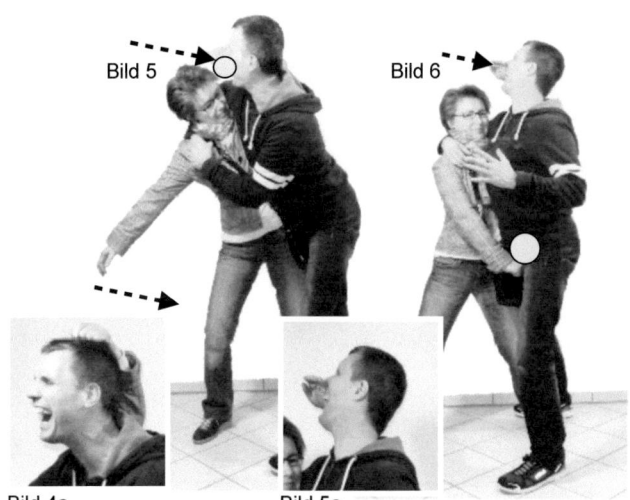

Bild 5

Bild 6

Bild 4a

Bild 5a

VERTEIDIGUNG GEGEN WÜRGEGRIFFE 1 / 14

fit2be

GRIFF ZUM KRAGEN / HALS

A greift zum Kragen / Hals von B (Bild 1).

B holt mit einem Arm nach oben oder seitlich aus zum Schlag (Bild 2) aus. Die Hand ist geformt zum Handkantenschlag oder Hammerschlag (Seite 36). Mit der flachen Hand (Handkante)schlägt B in das Armgelenk / Innen RSP - (AGI) (Bild 3) von A. Der Arm von A klappt auf 90° nach unten ein (Bild 3) bzw. wird seitlich weggeschleudert und der Griff lockert bzw. löst sich bei B vom Kragen / Hals.

B „titscht" anschließend mit einem Phönix (MF oder ZF) auf den Augapfel RSP - (A) von A (Bild 4 Seite 83). Die sofortige Reaktion von A ist der Griff beider Hände zu den Augen (Bild 5 Seite 94). A ist für kurze Zeit „blind" bzw. orientierungslos. B kontert mit einem kräftigen Stoß gegen das Brustbein RSP - (BB) und damit A von sich weg (Bild 6 / Seite 94).

GRIFF ZUM KRAGEN / HALS

Bild 1

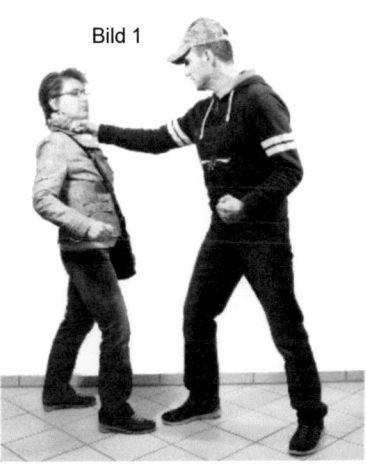

Bild 2

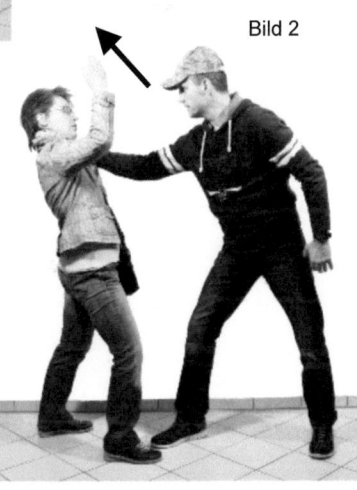

Bild 3

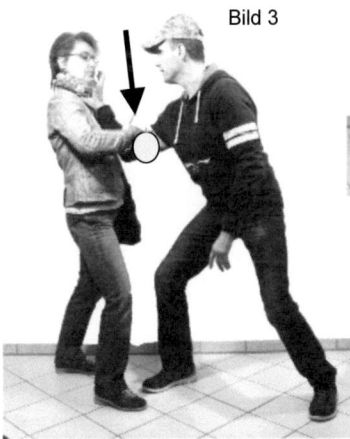

GRIFF ZUM KRAGEN / HALS

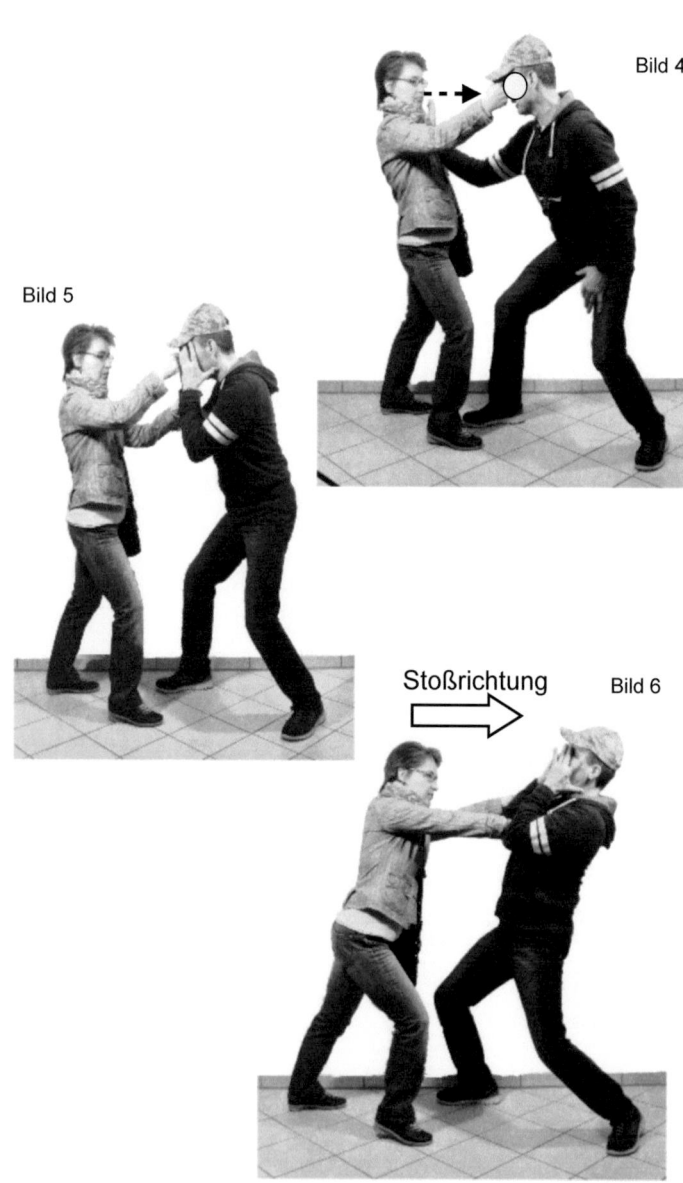

Bild 4

Bild 5

Stoßrichtung Bild 6

VERTEIDIGUNG GEGEN WÜRGEGRIFFE 2 / 15

WÜRGEN VON VORNE I

A greift B mit beiden Händen zum Hals an (Bild 1)

B zieht die Schultern hoch zum Kinn (Bild 2) und stellt somit sicher, dass der Kehlkopf nicht eingedrückt wird. Diese Reaktion ist ebenso eine optimale Vorbereitung zum Einklammern der Hände von A. Dann streckt B einen Arm (hier rechts) hoch nach oben (Bild 3) und schwingt diesen, unterstützt mit einer Oberkörperdrehung, nach links. Durch diese Bewegung, unterstützt durch das Einklemmen der Hände von A (durch die Position Schulter / Kinn von B), wird das Handgelenk von A (auf der Seite des Schwungarmes von B) nach rechts eingeknickt. Durch diesen auftretenden Schmerz, und der damit in Verbindung stehenden Hebelkraft, wird sich der Griff von A lösen.

WÜRGEN VON VORNE I

Bild 1

Bild 2

Bild 3

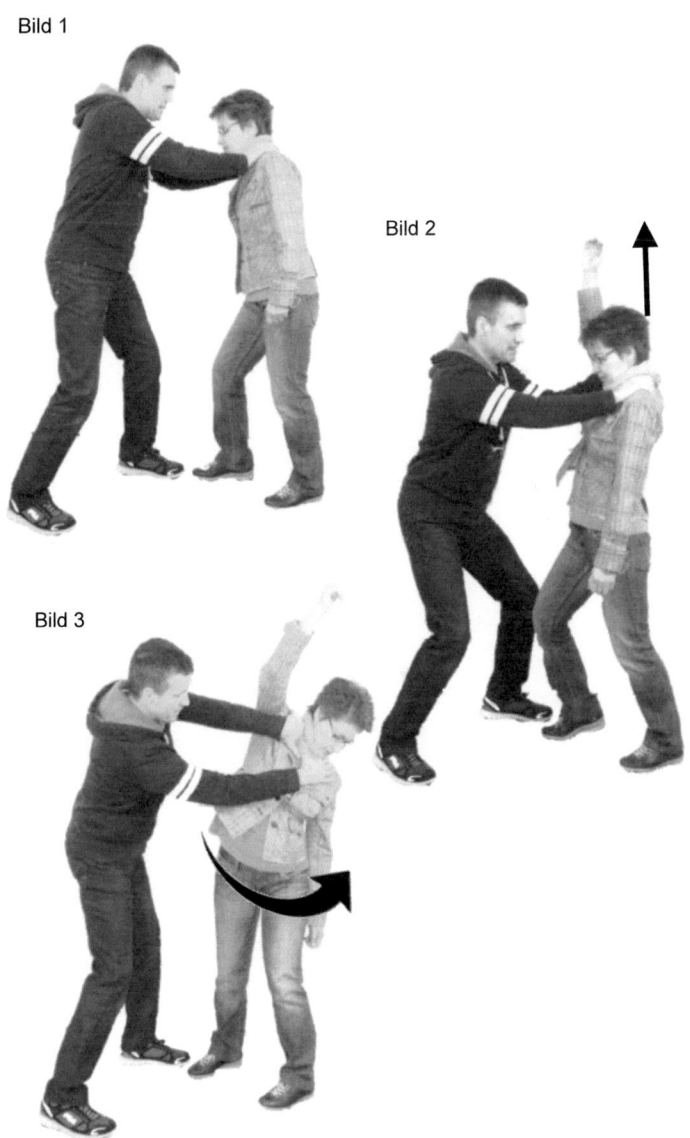

WÜRGEN VON VORNE I

B befreit sich aus dem Würgegriff und kann aus dieser Position (Bild 4+5), mit Unterstützung der entgegengesetzten Körperbewegung, einen Ellenbogenstoß zur Kinnspitze RSP - (KS) (Bild 5) durchführen. Die RSP - (SB) + (GT) sowie RSP - (BB) mit einem Phönix (MF+ZF) sind u. a. weitere Möglichkeiten für B.

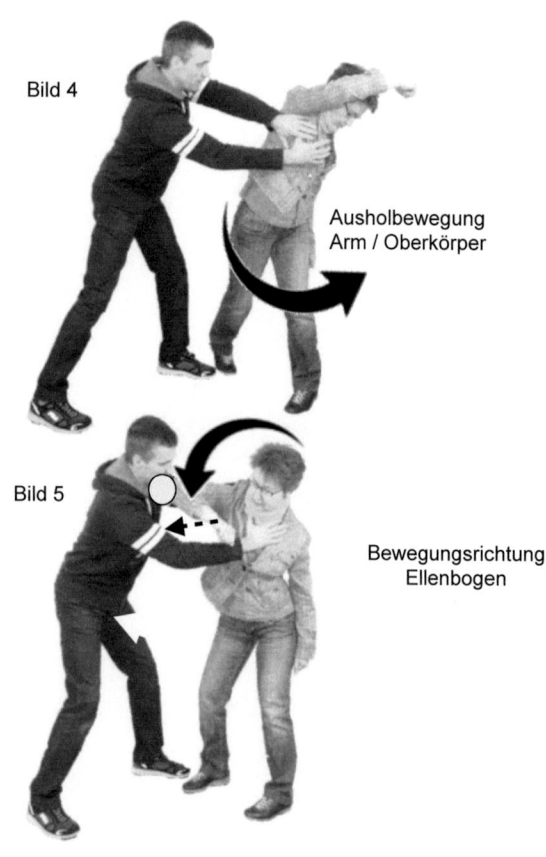

Bild 4

Ausholbewegung
Arm / Oberkörper

Bild 5

Bewegungsrichtung
Ellenbogen

WÜRGEN VON VORNE I

Bild 6   Bild 7

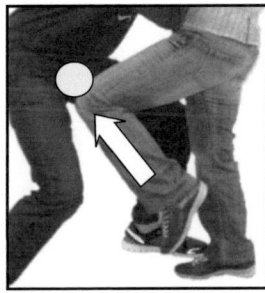   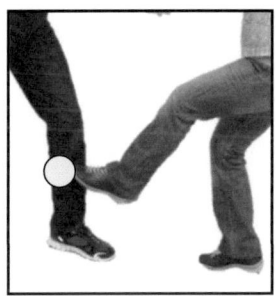

RSP (GT)   RSP (SP)

Attackierung von Schmerzpunkten

Bild 8   Bild 9

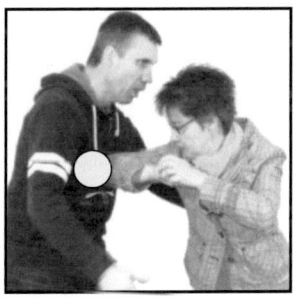   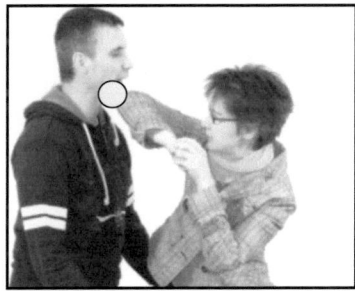

RSP (BB)   RSP (KS)

WÜRGEN VON VORNE II

A würgt B mit beiden Händen (Bild 1)

B greift in die Finger von A. *<Tipp: am günstigsten sind die kleinen Finger. Sie befinden sich am äußeren Bereich der Hände und können den geringsten Gegendruck aufbauen>*

Hat nun B die kleinen Finger ergriffen (Zeige- und Mittelfinger sind auch gut), biegt B diese in Richtung von A (Bild 2 + 2a). Durch den auftretenden Schmerz und zur Verhinderung eines Bruches bzw. aus dem Gelenk brechen der Finger, geht A in die Knie (Bild 3 Seite 102). A bietet B nun die perfekte Möglichkeit mit dem Knie in den RSP - (GT) zu stoßen. Nach dem Kniestoß kann B den RSP - (O) Ohren mit beiden flachen Händen attackieren (Seite 102 Bild 4).

WÜRGEN VON VORNE II

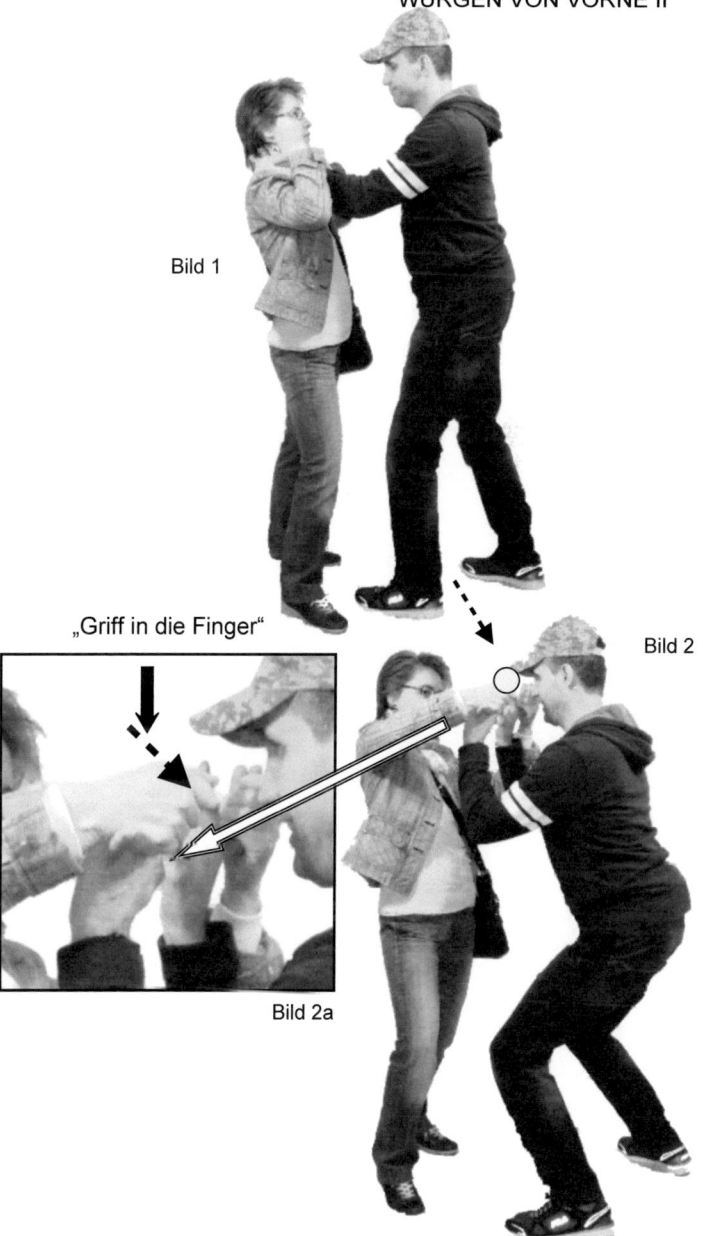

Bild 1

„Griff in die Finger"

Bild 2

Bild 2a

WÜRGEN VON VORNE II

Bild 3

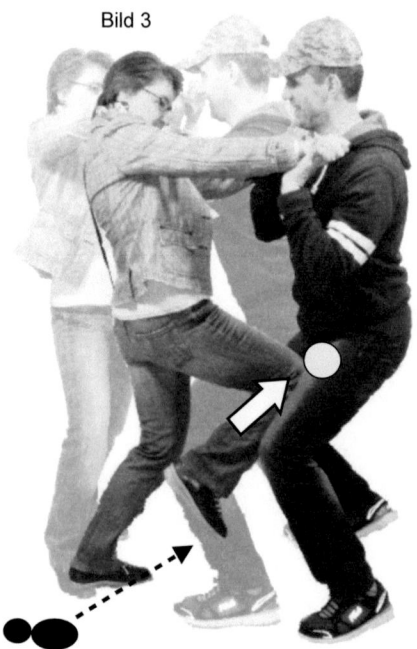

Schlag mit der flachen Hand auf RS - (O) Ohren ist ein weiterer relevanter Schmerzpunkt (Bild 4).

Achtung:
Trommelfell kann platzen!

Info:§
Für den Fall eines Würgeangriffes eine gerechtfertigte Notwehr!

Bild 4

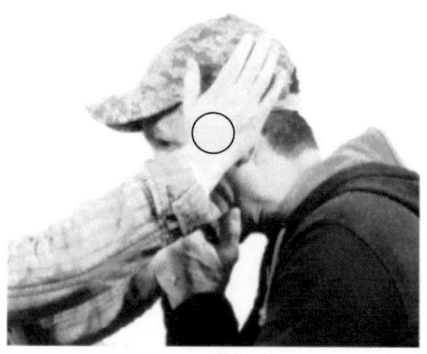

WÜRGEN VON VORNE III

**„PHÖNIX" AUF DIE AUGEN ODER
SCHLAG MIT FLACHEN HÄNDEN AUF DIE OHREN!**

„Die effektivste Verteidigungsmaßnahme!"

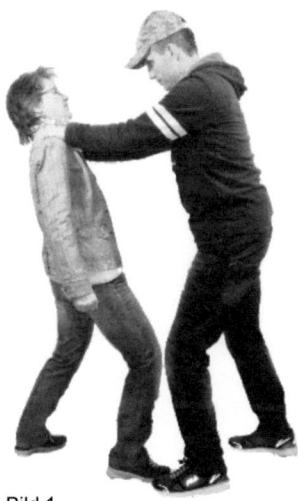

Bild 1

A greift B mit beiden Händen zum Hals / Kragen an.

FAZIT:
B hat beide Hände frei und A hat beide Hände unter Kontrolle.

(1) B kann, ohne zu erwartende Gegenwehr, mit dem gekröpften Zeigefinger bzw. Mittelfinger (einer Phönix-Technik) auf das / die Auge(n) RSP - (A) von A titschen* (Bild 2).
Reaktion von A: beide Hände werden sofort zu den Augen gezogen (Bild 3)! A ist für einen kurzen Zeitraum orientierungslos.

* ein harter Stoss kann
zu irreparabler
Schädigung des Auges
führen!

(2) B kann mit beiden flachen Händen auf die Ohren RSP - (O) von A schlagen (Bild 4).
Reaktion von A: sofortiges Hochreissen der Hände zu den Ohren. A ist destabilisiert und wehrlos.

ACHTUNG:
*Durch diese **DIRTY TRICKS***
Verteidigung kann das
Trommelfell platzen.

WÜRGEN VON VORNE III

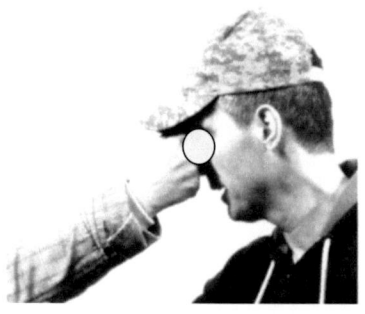

Bild 2

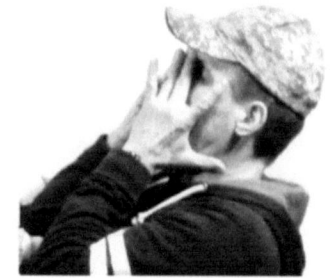

Bild 3

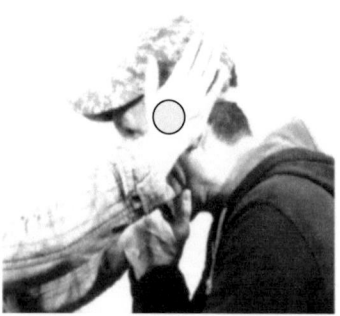

Bild 4

VERTEIDIGUNG GEGEN WÜRGEGRIFFE 3 / 16

WÜRGEN VON HINTEN I

A greift B mit einem Griff zum Hals / Nacken von hinten an (Bild 1)

B zieht die Schultern hoch (Bild 1) und streckt, wie im Bild 2 gezeigt, den rechten Arm hoch nach oben aus. Gleichzeitig, mit dem Hochstrecken des Arms, dreht sich B 180° um die eigene Körperachse (Bild 3 Seite 108). Mit Abschluß dieser Körperdrehung, schwingt B den linken langen Arm - die Hand zur „Hammerfaust" geformt (siehe Seite 108) - in die Genitalien (RSP - GT) von A.

WÜRGEN VON HINTEN I

Bild 1

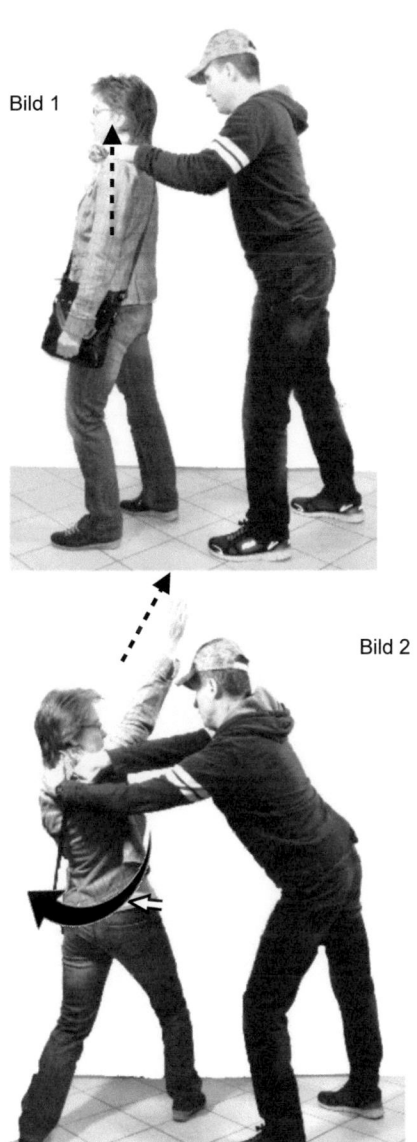

Bild 2

Bewegungsrichtung Oberkörper und Schwungarm

WÜRGEN VON HINTEN I

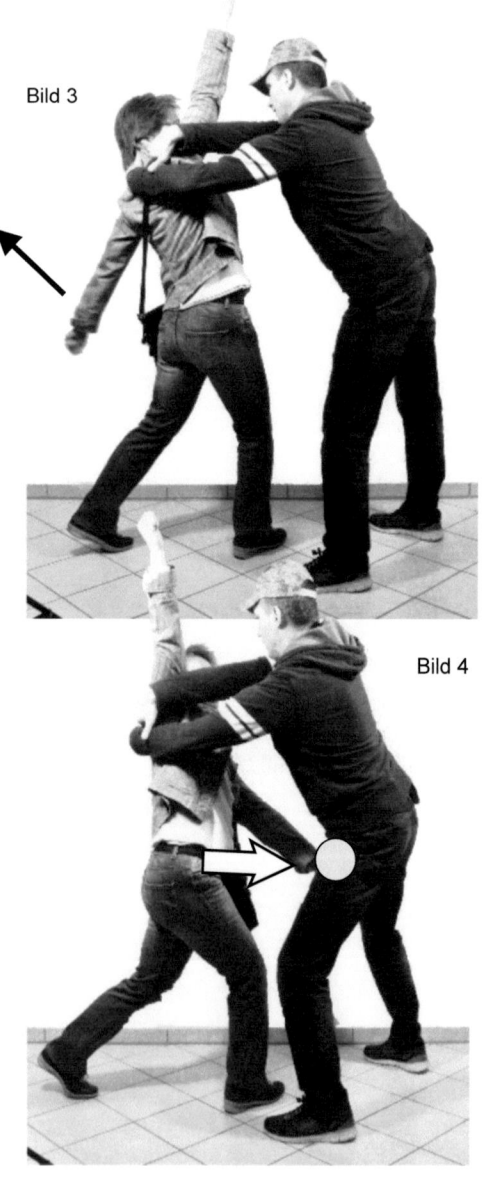

Bild 3

Bild 4

VERTEIDIGUNG GEGEN WÜRGEGRIFFE 4 / 17

WÜRGEN VON HINTEN II

Je fester A zugreift, desto mehr bringt sich A in Abhängigkeit von B. Durch die Körperdrehung von B, wird A nach links vorne mitgezogen (Bild 3 + 4) und öffnet B, im wahrsten Sinne des Wortes, die Türen zum finalen Gegenschlag (Bild 4).

Tipp: *Da A nicht weiß, wie sich B verteidigen wird, sollte B einen „inneren Countdown" ablaufen lassen. D. h. B zählt von 3 auf 1. Bei 1 wird die obige Abwehrvariante durchgeführt. Damit die Bewegung „explosionsartig" und kraftvoll ausgeführt wird, sollte B mit der Bewegung die Luft aus dem Körper pressen. Ein „Befreiungsschrei" (z. B. der Ausruf „Weg!" oder „Hau ab!") ist in diesem Fall angebracht. Durch eine solche Aktion wird die körperliche Aktion von B verstärkt!*

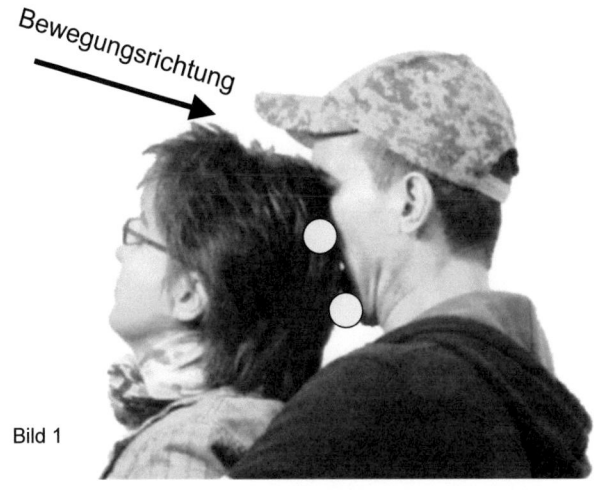

Bild 1

A greift B mit einem Griff zum Hals / Nacken von hinten an
(Bild 1 Seite 112)

B hat nun folgende Möglichkeiten, A abzuschocken

(1)

Befindet sich A sehr dicht am Kopf von B (obige Bild 1), dann hat B die Möglichkeit mit dem Hinterkopf ins Gesicht, speziell auf die Nase / Kinnspitze RSP - (N) bzw. RSP - (KS), zu stoßen.

(2)

Wie im Bild 2 auf Seite 113 gezeigt, mit dem Fußhacken gegen das Schienbein RSP - (SB) von A treten. Ein heftigen Tritt auf den Fußspann / Zehen (RSP - (Z) / RSP - (FS), ist eine weitere Möglichkeit zum Abschocken. Diese Variante ist allerdings stark abhängig vom Schuhwerk von B!

WÜRGEN VON HINTEN III

A greift B von hinten mit einem Griff zum Hals / Nacken an (Bild 1).
B ergreift die Finger, im günstigsten Fall: die kleinen Finger (Bild 1). Zum
Abschocken können die auf der vorherigen Seite dargestellten Metho-
den angewendet werden. Nach dem Abschocken und Ergreifen der
Finger, dreht sich B um 180° nach rechts herum (Bild 2). Während
dieser Körperdrehung hat B die Finger von A fest im Griff. Hat B die
Körperdrehung vollendet, die Arme von A sind überkreuzt (Bild 3 Seite
113), holt B mit dem - hier linken Bein - Schwung aus für einen:…

Bild 1

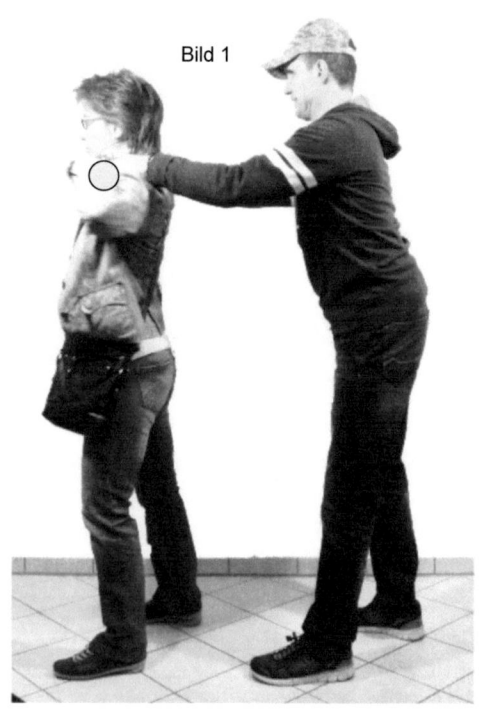

„Abschocken"

Bild 2

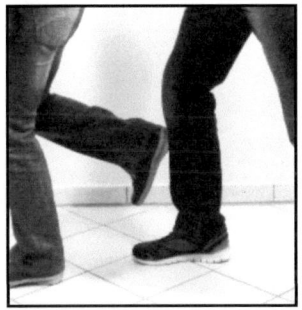

Bild 3

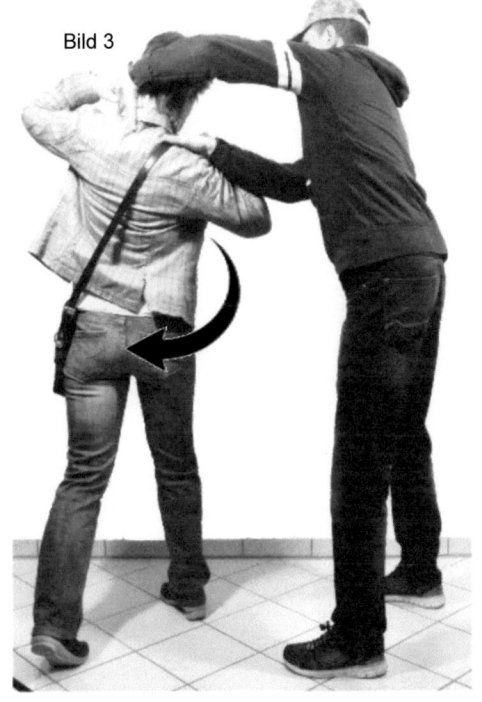

Bewegungsrichtung Oberkörper

WÜRGEN VON HINTEN III

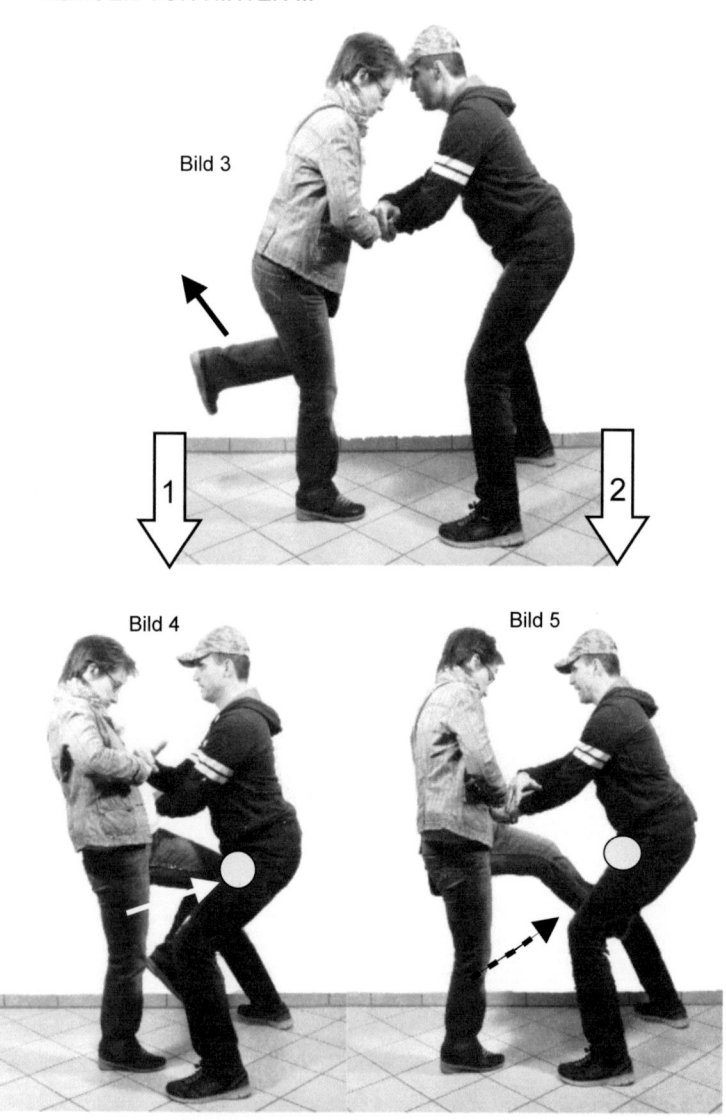

Bild 3

Bild 4

Bild 5

...(1) Kniestoß in die Genitalien RSP - (GT) von A (Bild 4) oder (2) einen Fußtritt in die Genitalien von A (Bild 5). In beiden Fällen hält B die Finger von A weiterhin fest in beiden Händen.

BODENVERTEIDIGUNG 18

fit2be

VERHALTEN AM BODEN I

Die Bodenlage sollte weitesgehend gemieden werden. Schon im Mixed Martial Arts - kurz: MMA genannt, mussten gute Standkämpfer (aus dem Kickboxen, Kick-Thaiboxen, Muay-Thai etc.) die schmerzliche Erfahrung machen, dass Ihre harten Schläge und Tritte sind nicht mehr viel Wert, sobald sie sich im Bodenkampf befanden. Für den „Standkämpfer" war nun „Feierabend". Aus sportlicher Sicht gab es nur zwei Möglichkeiten:

- **durch Kampfaufgabe (Wurf des Handtuch in den Ring (Trainer) oder Kämpfer signalisiert die Aufgabe)**
- **durch Abbruch des Kampfrichters (K. O.* oder T. K. O**)**

Außer diesem Aspekt des Bodenkampfes, gibt es noch den Aspekt der körperlichen Konstitution. Der Bodenkampf ist ein sehr kraftraubender Sport und setzt eine gute Fitness voraus.

Nun, wir werden es in erster Linie nicht mit MMA - Kämpfern zutun haben. Trotzdem ist die Bodenlage, oder auch das zu Boden gehen, während einer Verteidigung eine ziemlich heikle Angelegenheit. Durch den Sturz kann man sich schwer verletzen und damit die Möglichkeit einer effektiven Abwehr minimieren.

Außerdem wird das Umsetzen von Abwehrmaßnahmen erschwert. Der Verteidiger muss sich, evtl. mit festgehaltenen Händen, aus dieser misslichen Lage befreien. Ein „Untrainierter" wird kaum in der Lage sein, einen Angreifer (der evtl. noch schwerer ist) von sich runterkriegen.

Eine Chance ist der Einsatz von sogenannten **Psycho Tricks** (Seite 121 - 122).

Auf den zwei nachfolgenden Seiten werden Möglichkeiten der körperlichen Verteidigung am Boden gezeigt und beschrieben, bei der sich der Angreifer noch in der Standposition befindet.

***Bewusstlosigkeit bzw. Verteidigungsunfähigkeit /
Technisches K. O. - Abbruch durch Verletzung des Kämpfers

VERHALTEN AM BODEN II

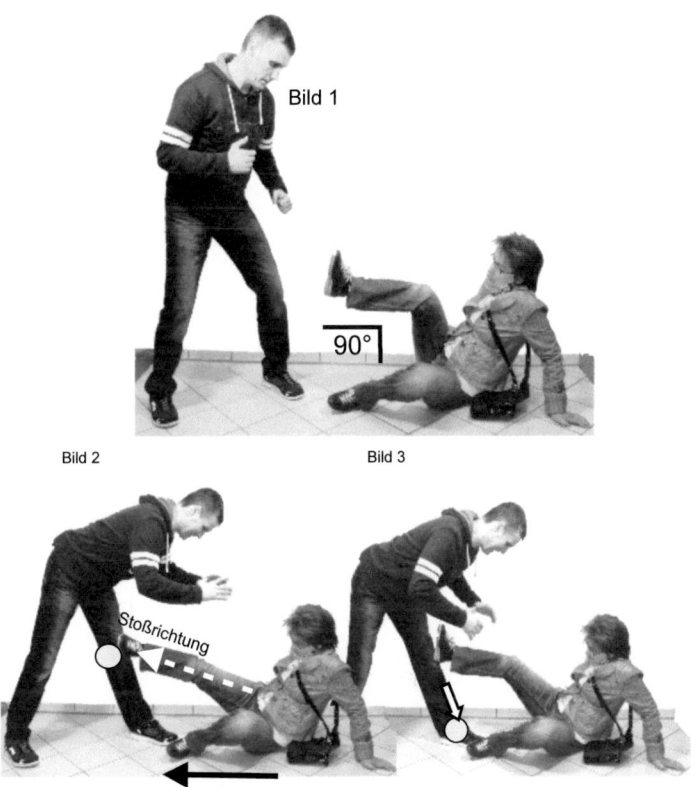

Bild 1

Bild 2   Bild 3

Stoßrichtung

Bewegungs-

B befindet sich am Boden

und nimmt möglichst eine seitliche Körperhaltung ein. B stützt sich mit beiden Händen am Boden ab, um kräftige Fußstöße ausführen zu können (Bild 1). Das obere Bein ist ca. 90° angewinkelt. Mit jedem Fußstoß drückt sich B in Richtung A. Damit die Fußstöße eine maximale Auswirkung haben, sollten der RSP - (KV) attackiert werden (Bild 2). Im Anschluß hat B die Chance mit dem Hacken auf RSP - (FS) zu stoßen (Bild 3).

VERHALTEN AM BODEN III

Als weitere Abwehrmaßnahme kann B einen Fußstoß in das Innenknie RSP - (KVI) durchführen. Diese Abwehr hat eine Destabilisierung des Gleichgewichts von A zur Folge. Versucht A, mit dem Oberkörper voraus, sich B zu nähern (Bild 2), stößt B mit dem Fußhacken / Spitze in den Schmerzpunkt: Genitalien RSP - (GT). Eine spezielle **DIRTY TRICKS** Variante ist der Fußhackenstoß von oben nach unten auf die *Kniescheibe*.

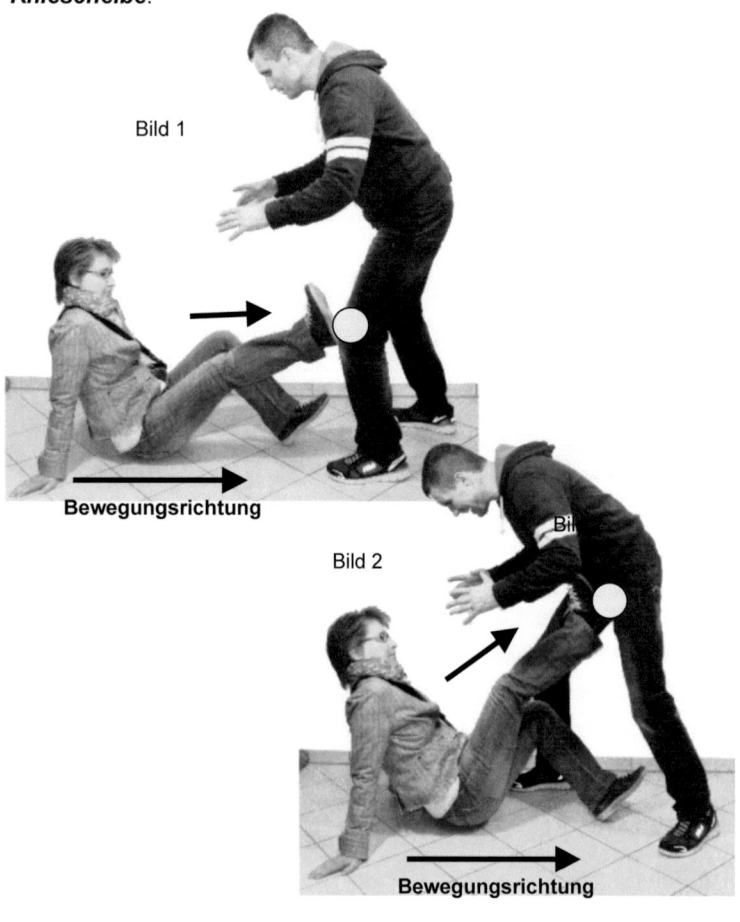

Bild 1

Bewegungsrichtung

Bild 2

Bild

Bewegungsrichtung

VERHALTEN AM BODEN IV

Bild 3

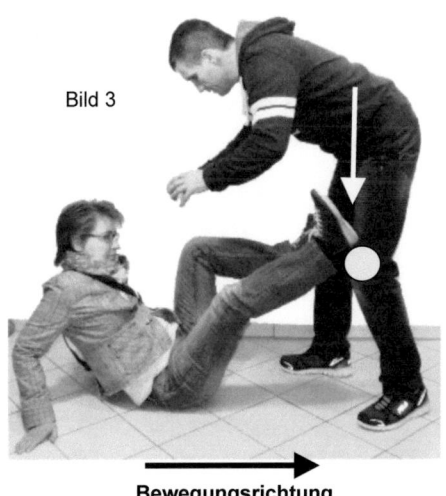

Bewegungsrichtung

Tipp:

Hat B die Möglichkeit herumliegende Hilfsmittel zu greifen, sollten die Utensilien unbedingt zur Nothilfe genutzt werden. Z. B. Sand ins Gesicht / Augen RSP - (A) werfen, mit einem Knüppel in die Hände von A schlagen oder mit einem Stein (Größe ca. Faust) gegen das Schienbein RSP - (SB) werfen. Findet eine solche Aktion bei Sonnenschein statt, sollte sich B so am Boden drehen, dass die Sonne im Rücken steht und A blendet.

PSYCHO TRICKS 19

„DAS VORTÄUSCHEN FALSCHER TATSACHEN"

Damit der Verteidiger die besten Aussichten auf eine erfolgreiche Abwehr hat, sollte er sich der sogenannten **PSYCHO TRICKS** bedienen. Im Abschnitt Psychologie (8) bin ich schon auf Verhaltensstrategien eingegangen. In diesem Abschnitt (19) möchte ich gezielte PSYCHO TRICKS Strategien vorstellen, die in Selbstschutzmaßnahmen integriert werden können.

Die Anwendung ist abhängig von der jeweiligen Situation und von der schauspielerischen Fähigkeit des „Anwenders". Je überzeugter die „**PSYCHO TRICKS**" vorgespielt werden, desto höher ist die Wahrscheinlichkeit eines Erfolges.

Ist der Verteidiger körperlich und psychisch in der Lage, sich unter Anwendung der schon beschriebenen **DIRTY TRICKS** zu verteidigen, benötigt er keine „**PSYCHO TRICKS**". Ist das Gegenteil der Fall, dann sollte dieses Verteidigungmittel genutzt werden!

Beispiel A:
Eine Frau wird von einem Mann angegangen. Die Frau hat die Chance, durch die Aussage „schwanger zu sein" dem Täter ins Gewissen zu reden und diesem die Gefährdung des „ungeborenen Lebens" einzureden.

Zielsetzung: Ablassen vom Opfer. Schutz des „ungeborenen Lebens"

Beispiel B:
Versuchte Vergewaltigung. Das Opfer hat die Möglichkeit durch die Aussage „AIDS" zu haben, den Peiniger von seinem Vorhaben abzubringen.

Zielsetzung: Umorientierung des Täters. Angst der Ansteckung

DAS VORTÄUSCHEN FALSCHER TATSACHEN"

Beispiel C:
Zwei Frauen werden von einem oder mehreren Männern „angemacht". Die Frauen haben durch das „Outen" lesbisch zu sein und durch ein aussagebezoges Verhalten (z. B. in die Arme nehmen, Küsschen auf die Wange etc.) ein Desinteressen seitens des anderen Geschlechts zu bewirken.

Zielsetzung: Abwenden der / des Täter(s) durch dessen Abneigung.

Beispiel: D
Eine Frau wird von einem Mann sexuell belästigt. Damit das Opfer eine optimale Voraussetzung / Position zur Abwehr hat, kann sie ihrere weiblichen Reize anbieten.

(1) Aufforderung zum Griff an die Brüste (möglichst beide Hände!)

Zielsetzung: beide Hände sind unter Kontrolle und das „Opfer" hat für *DIRTY TRICKS* Titscher auf den Augapfel RSP - (A) oder Schlag mit flachen Händen auf die Ohren RSP - (O) „freie Bahn".

(2) Aufforderung zum Küssen:

Zielsetzung: Kopf ist dicht beim „Opfer". „Opfer" kann sich mit Kopfstoß auf die Nase RSP - (N) bzw. Kinnspitze RSP - (KS) verteidigen

Beispiel: E
Versuchte Vergewaltigung im Freien. Die Frau kann versuchen den Peiniger zu überreden, mit ihr nach Hause zu kommen. Nach dem Motto: lieber im warmen Bett, als auf dem nassen Rasen.

Zielsetzung: Die Tat herauszuzögern. Möglichkeiten auf Hilfe einer dritten Person. Mehr Zeit eigene Verteidigungsstrategien zu entwickeln.

NOTHILFETOOLS 20

FIT2BE

HILFSMITTEL ZUR VERTEIDIGUNG

Prinzipiell sollte das „Opfer" jegliche in Greifweite befindlicher Gegenstände zur Verteidigung nutzen!

MERKE:
In der Verteidigung gibt es keine Regel. Was für eine erfolgreiche Abwehr nützlich ist, wird eingesetzt.

HINWEIS:
Berücksichtigung der Verhältnismäßigkeiten der Mittel!
(§32 Notwehr - Kirschendiebfall: „nicht mit Kanonen auf Spatzen schiessen!")

Die wichtigsten Nothilfetools:

(1) Sand / kleine Kieselsteine
Liegt das Opfer auf sandigem Boden, sollte dieser Sand gezielt ins Gesicht RSP - (A) des Täters geworfen werden.
Zielsetzung: Desorientierung des Täters durch Sichtbehinderung. Bessere Chancen des Opfers zur Flucht oder „Gegenschlag".

(2) Kleiner Stock / Feuerzeug / Kugelschreiber/ Kubotanstab
„Je kleiner die Auftrefffläche, desto geringer ist die Kraft!" Abschnitt (4) Kubotaneffekt bzw. Pfennigabsatzprinzip. Kleines Stöckchen oder den Kubotanstab fest in die Hand nehmen und auf die relevanten Schmerzpunkte stoßen. Vorzugsweise RSP`s wählen, die extrem anfällig auf stumpfen Druck / Stoß sind.
Zielsetzung: Durch gezielte Stöße / Stiche, mit dem Hilfstool, dem Täter Schmerzen zufügen. Je effektiver die RSP`s, desto handlungsunfähiger wird der Täter. (Siehe RELEVANTE SCHMERZPUNKTE (Seite 42 - 53)

VORSICHT:
Beim Schmerzpunkt RSP - (A) Auge - irreparablen Schädigung!

(3) **Handlicher Knüppel / Stabtaschenlampe**

Mit dem handlichen Knüppel / Baton auf alle erreichbaren RS-Punkte des Angreifers schlagen. Vorzugsweise sollten RS-Punkte gewählt werden, die durch stumpfen Druck / Stoß, extrem anfällig sind.

Beispiele sind die Handrücken RSP - (HR) und das Schienbein RSP - (SB). Auch ein gezielter Schlag auf das Schlüsselbein oberhalb des RSP - (SB-U) wird seine Wirkung nicht verfehlen.

Bruch des Schlüsselbeins = Arm ist bewegungsunfähig

Zielsetzung: Bruch bzw. Knochenabsplitterung / Handlungsunfähigkeit

(4) **Handlicher Stein**

Dieses Hilfsmittel kann eingesetzt werden, wenn sich das Opfer am Boden befindet. Liegt nun ein solcher Stein in Reichweite, greift das Opfer diesen Stein und schleudert ihn gegen das Schienbein RSP - (SB) des Täters.

<u>Merke:</u> Bei Position oberhalb Brustkorb von A, kann A durch Oberkörperbewegung schnell ausweichen!

Zielsetzung: Knochenabsplitterung / Prellung. Handlungsunfähigkeit bzw. Ausweichen des Täters

HILFSMITTEL ZUR VERTEIDIGUNG

(5) Regenschirm

Der Regenschirm kann als Stoß- und Schlaghilfsmittel genutzt werden. Anwendung siehe Punkt (3). Als weiterer Einsatzbereich kann der Regenschirm als Abwehrschirm genutzt werden. Wie ist das zu verstehen!?

Versucht ein Angreifer den sogenannten „Intimbereich" - ca. ausgestreckte Armlänge - zu unterschreiten, spannt das Opfer den Regenschirm auf. In diesem Moment hat der Täter eine große Stofffläche vor sich, die nicht so leicht überwindbar ist. Das Opfer kann nun die Regenschirmspitze (soweit vorhanden) als weiteres Mittel der Verteidigung nutzen. Mit kurzen schnellen Stößen und gleichzeitigem nach vorne gehen, wird der Täter auf Abstand gehalten. Zur Unterstützung kann das Opfer Fußtritte zum Schienbein einbringen.

Zielsetzung: Sichtbehinderung. Täter auf Abstand halten

Merke: diese Abwehr ist gut gegen aggressive Hunde anwendbar. Durch das Aufspannen des Regenschirms vergrößert sich das Erscheinungsbild der potentiellen „Beute" und der Zugang zum „Beissobjekt" wird minimiert.

(6) **Schlüssel-(bund)**

Wie im Fall - Tiefgarage - schon beschrieben, nimmt das „Opfer" den Auto,- bzw. Wohnungsschlüssel zwischen die Finger am besten mehrere Schlüssel (siehe Bild), und nutzt diese Konstellation der Schlüssel als Hieb- und Stichhilfetool. Die RS - Punkte sollten so gewählt werden, dass sie dem Grad der Gefährdung angepasst sind.

Zielsetzung: Knochenbruch, Hautrisse (evtl. zur Kenntlichmachung des Täters). Handlungsunfähigkeit des Täters

ACHTUNG:
Ein Stich in die Augen, führt zur Erblindung des Angreifers!

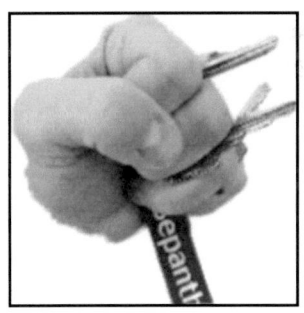

DIRTY TRICKS - ADVANCED 21

Erweiterungen 1

HANDBEUGE(DREH)HEBEL

Wie im Bild 1 zu sehen, wird die Hand des Angreifers (A) mit einer oder beiden Händen fixiert. Dann so (in Pfeilrichtung) eindrehen, dass die Handfläche zum Unterarm von A zeigt. Ist diese Position erreicht, übt der Verteidiger (B) einen Druck in Richtung der Unterarme von A aus - siehe Pfeil Bild 1 -. Um diesen Hebel zu verstärken, drückt B einen Daumen auf den Handrücken RSP - (HR) und den anderen zwischen Zeigefinger und Daumen RSP - (SH). Durch den entstehend Druckschmerz wird der Arm von A kontrolliert. Wird dieser Handbeugehebel weiter verdreht, wir sprechen hier von einem Handbeugedrehhebel, kann A ohne Kraftaufwand zu Boden diregiert und dort fixiert werden. Eine weitere Griffmöglichkeit seitens B ist, mit einer Hand den Beugehebel ansetzen und mit der anderen Hand den Unteram fixieren (Bild 2 auf Seite 130). Ist A erstmal in dieser Position, geht B einen Schritt nach vorne und hebelt A zu Boden. Durch das Drücken der Ellenbogenspitze von A gegen den Brustkorb von B, kann B den Haltekontrollhebel perfekt fixieren und damit A unter Kontrolle halten.

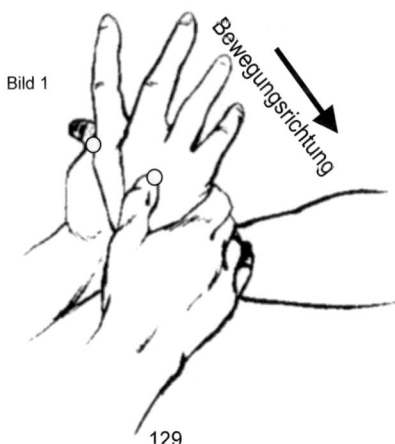

Bild 1

Bewegungsrichtung

Erweiterungen 1

HANDBEUGE(DREH)HEBEL

Vorsicht: Während eines Trainings sollte dieser Hebel nur leicht aus-geführt werden. Es besteht die Gefahr einer akuten Handgelenk- / Schultergelenkverletzung!

Ellenbogenspitze auf den Brustkorb*
des Verteidigers drücken und gleichzeitig
den Beugehebel ansetzten!
*(Zur Fixierung des Arms des Angreifers!)

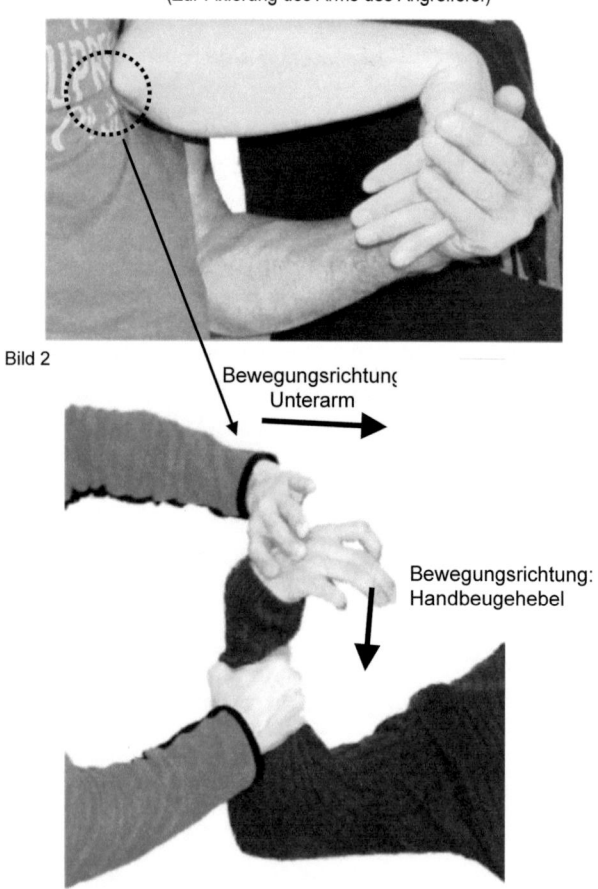

Bild 2

Bewegungsrichtung
Unterarm

Bewegungsrichtung:
Handbeugehebel

Erweiterungen 2

Bild 2

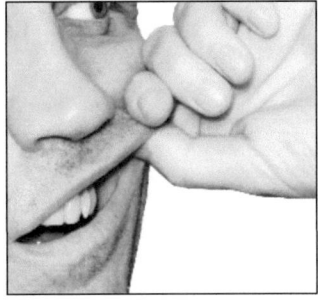

In die Oberlippe mit Daumen und Zeigefinger knipsen und
Gleichzeitig Oberlippe nach oben zur Seite ziehen!
(Alter „Legionärstrick")

Bild 3

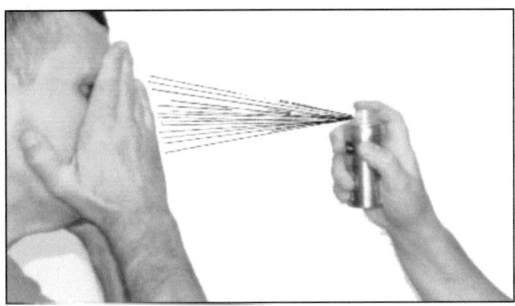

Mit Haarspray o. ä. Ins Gesicht des Angreifers sprühen.

Tipp:
Mit Mini-Farbspraydose (u. a. als Textilfarbspray erhältlich)
den Angreifer „kenntlich" machen!

Erweiterungen 3

FAHRRAD ALS „SCHUTZSCHILD"

Bild 1

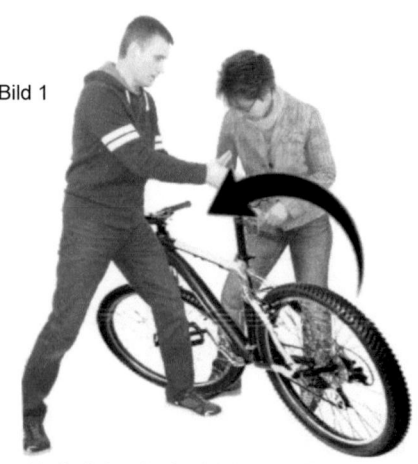

„Opfer" drückt / schiebt das Fahrrad
als „Schutzschild" in Richtung Angreifer!
Günstige Schmerzpunkte:

- Lenker in Richtung Genitalien
- Pedalen gegen Schienbein

Bild 2

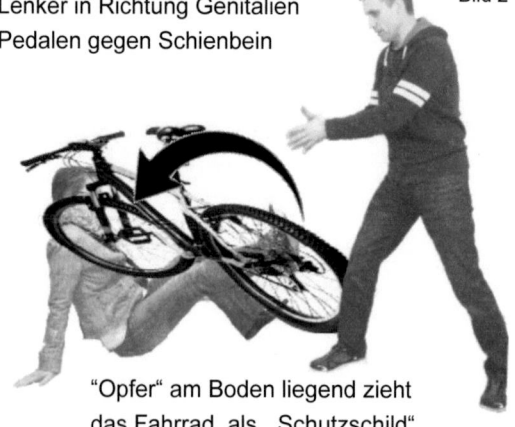

"Opfer" am Boden liegend zieht
das Fahrrad als „Schutzschild"
zu sich heran!
Guter Schutz gegen:

- Ergreifen
- Tritte

NACHWORT
REFERENZEN
INTERNETVERZEICNIS

fit2be

NACHWORT

Dieses Handbuch zur **EMERGENCY HELP - NOTWEHR Teil I DIRTY TRICKS** ist ein Leitfaden für eine effektive und zielgerichtete Selbstverteidigung.

Diese Art des Selbstschutzes setzt keine körperliche Fitness, Kraft oder Schnelligkeit voraus. Durch den speziellen Ansatz - *Relevante Schmerzpunkte (RSP)* - kombiniert mit den **DIRTY TRICKS** Abwehrmaßnahmen, ist die **EMERGENCY HELP** ein durchdachtes Verteidigungssystem.

Nicht die brachiale Gewalt, sondern das gezielte Attackieren von relevanten Schmerzpunkten RSP ist maßgebend.

schnell erlernbar - ohne Kraft umsetzbar - extrem effektiv

Merke:

die in diesem Buch beschriebenen Abwehrmaßnahmen sind Vorschläge vom Autor. In Verbindung mit dem vermittelten Grundwissen der VSP-Schmerzpunkte, können auch selbstkreierte Abwehrvarianten sehr wirkungsvoll sein!

Die **EMERGENCY HELP - NOTWEHR Teil I (DIRTY TRICKS) und der Teil II (ULTIMA RATIO)** (Verteidigung gegen bewaffnete Angreifer) können als Lehrgänge gebucht werden.

Auskunft:
ausbildung-cs@web.de
Mobil: 0160 - 97 93 06 39

www.cs-pro-service.de

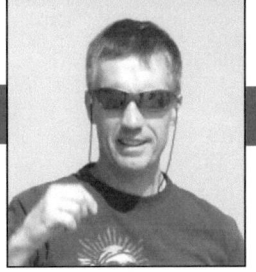

(Jahrgang `61)   **Wolfgang Meyer**

Einsatzführungskommando der Bundeswehr:
zielgerechtes und durchdachtes Training
Britische Armee: *zielgerichtete und durchdachte Ausbildung*
niedersächsische Schulen: *zielorientiert und pädagogisch
hochwertige Ausbildung*

**Bildet seit 1993 professionell im Nahkampf, Selbstschutz
und Kampfsport aus.**
Über 650 Soldaten der Bundeswehr und britische Armee
zielgerecht trainiert und motiviert.
Mehr als 1200 Frauen und Schülerinnen im Bereich:
Sicherheit optimiert.
Mehr als 350 Mitglieder im Bereich Kampfsport trainiert und motiviert.

Ausgebildet in:
Army Special Forces Self-Defense: militärischer Nahkampf
Classic Fullcontact: Vollkontakt Kampfsport
Groundfight: „Basics" Bodenkampf

INTERNETVERZEICHNIS

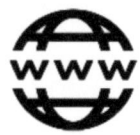

http://de.wikipedia.org/wiki/Grundrecht

http://de.wikipedia.org/wiki/Notwehr

http://de.wikipedia.org/wiki/Zivilcourage

https://www.youtube.com/watch?v=Rg6RK-mVsSk

> Frenzy - von Alfred Hitchcock Filmtrailer <

https://www.youtube.com/watch?v=u83CfBVsN6g

> Das indische Tuch von Edgar Wallace Filmtrailer <

http://de.wikipedia.org/wiki/Vegetatives_Nervensystem

http://de.wikipedia.org/wiki/Ohnmacht

Websites von Wolfgang Meyer:

http://www.cs-pro-service.de

> „geschäftliche Internetseite" <

http://www.fightersclub2011.de

> Internetseite Kampfsportstudio <

http://www.selbstschutz-meyer.de

> Internetseite Selbstschutz <

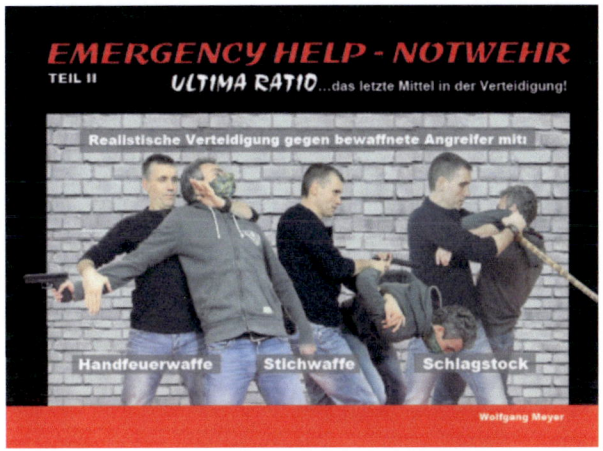

1. Auflage © 10.2016

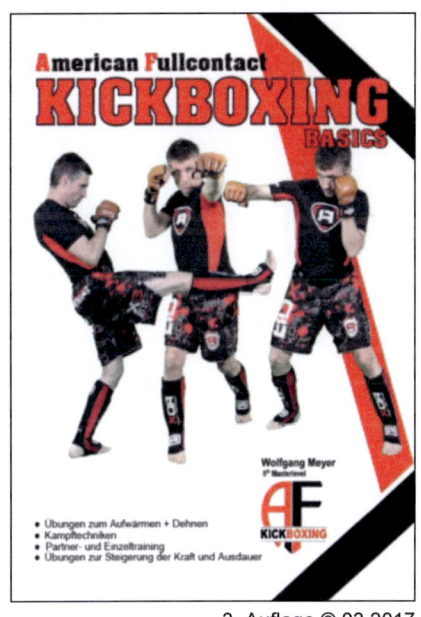

3. Auflage © 03.2017

Format: „klein und handlich!"

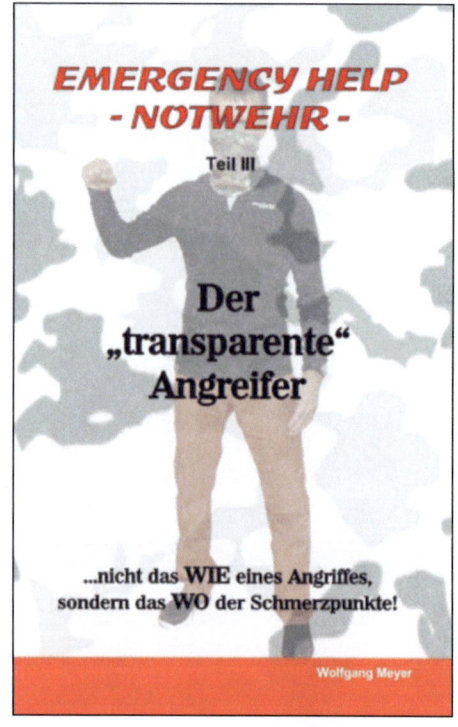

1. Auflage © 08.2017

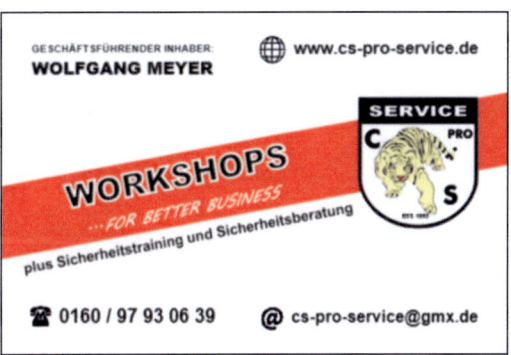

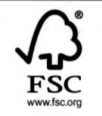